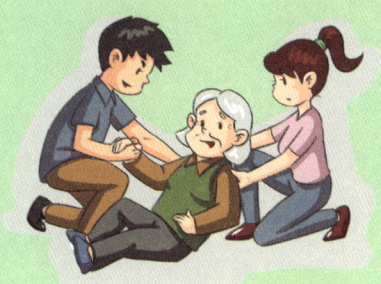

残疾预防核心知识系列丛书之三

远离伤害致残

中国残疾人联合会 编

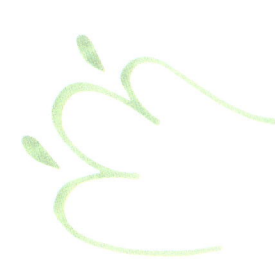

华夏出版社
HUAXIA PUBLISHING HOUSE

序

　　残疾不是哪一个人的痛苦，而是人类的痛苦。残疾预防事关生命的尊严、家庭的幸福和经济社会的发展。我国有8500万残疾人，由于疾病、遗传、事故、老龄化等因素，每年新增残疾人近200万。党和国家非常重视残疾预防和残疾人康复工作，2016年国务院制定了《国家残疾预防行动计划（2016-2020年）》，2017年年初又颁布了《残疾预防和残疾人康复条例》。不久前，国务院又批准设立了"残疾预防日"，充分体现出党中央、国务院对人民健康的重视和对残疾人的格外关心、格外关注。这些举措是我国残疾预防和残疾人康复事业发展的一个个新的里程碑。

　　残疾是重大公共卫生问题和社会问题，是全人类面临的共同挑战，从源头上减少和控制残疾的发生是应对这一挑战的战略选择。我国从20世纪90年代开始有计划地开展残疾预防，经过三十多年的不懈努力，传染性疾病、营养不良和药物中毒等传统致残因素得到控制，很多专家、基层卫生工作者、残疾人工作者倾注了大量心血，取得的成就有目共睹，成千上万的个人和家庭的命运被改写。但是，我国人口基数大，老龄化、工业化、城镇化的程度在不断加深，残疾预防形势依然严峻。

　　我看望过很多残疾人，包括很多可爱的残疾孩子，如果采取一定的预防措施，本可以避免残疾的发生。康复是生命的重建，是三级预防的重要手段。许多残疾人如果能及时得到有效的康复训练，本应该有望重新站起来、走出去，过上美好的新生活。但遗憾的是，由于种种原因，特别是残疾预防意识和知识的不足，这些"本可以"、"本应该"目前还没有完全实现。残疾预防重在提高全社会残疾预防意识，全民参与，人人尽责。因此，编写一部关于残疾预防知识的科普读物，把关于残疾预防和康复的基础知识宣传出去，广而告之，让大家都认识残疾，都了解和熟知残疾预防的知识和技能，就显得十分有必要。

这套丛书的编写汇集了我国公共卫生、医疗及康复等各个方面的知名专家学者，围绕遗传发育致残、疾病致残、伤害致残和残疾人康复服务四个残疾预防重点领域，分四册进行编写，兼顾了专业性和普及性。为便于读者抓住重点，编者们很贴心地总结提炼了30条残疾预防的核心知识，呈现在每册的正文前，让读者一目了然。同时，采取问答形式，就公众生活中普遍关心的问题，以通俗易懂的语言进行介绍，帮助公众了解出生缺陷、疾病、伤害以及残疾人康复等所涉及的预防知识。希望这套丛书能够带动更多的残疾预防宣传形式和产品问世，把残疾预防的知识送到公众身边，为预防控制残疾的发生、增进全社会的残疾预防意识发挥作用。

这套丛书的编写得到了相关部门、专家的大力支持，他们不辞劳苦，兢兢业业，为编写工作贡献了自己的知识和智慧，在这里我谨代表中国残联、代表残疾人和他们的亲人表示衷心的感谢。

张海迪

2017 年 7 月

残疾预防核心知识系列丛书编委会

主　　　编：张海迪
副　主　编：贾勇
执行主编：胡向阳
执行副主编：纳　新　赵悌尊
编　　　委：（按姓氏笔画为序）
　　　　　　王临虹　龙　墨　申　扬　任爱国
　　　　　　刘凯波　许晓鸣　余宏杰　张金明
　　　　　　周红玲　孟　晓　胡爱莲　段蕾蕾
　　　　　　黄悦勤　梁爱民

《远离伤害致残》编委会

主　编：段蕾蕾
副主编：耳玉亮
编　者：（按姓氏笔画排序）
　　　　王卫玲　王　薇　王慧萍　邓　晓
　　　　叶鹏鹏　耳玉亮　邢娟娟　杨　柳
　　　　汪　媛　金　叶　段蕾蕾　高　欣
　　　　谢志利

前言

我国现有残疾人约 8500 万人，数量巨大，因残疾造成的社会负担沉重。残疾风险伴随着每个人，残疾预防与个人健康、家庭幸福、经济社会健康发展息息相关。在我国，绝大部分残疾为后天性因素所致，伤害是重要的致残原因之一。《中国伤害预防报告》显示，中国每年因伤害死亡 70~75 万人，100 多万人致残。开展伤害预防控制是减少伤害致残的重要策略。

为进一步加强残疾预防工作，有效减少、控制残疾的发生、发展，推进健康中国建设，2016 年 8 月国务院办公厅印发《国家残疾预防行动计划（2016-2020 年）》，明确将"努力减少伤害致残"作为主要行动之一，提出围绕儿童伤害预防、道路安全、老年人跌倒预防、产品安全、生产安全、灾害应对等内容展开系列行动，推进全民参与、综合干预的残疾预防行动。

伤害造成的残疾是可以预防的。国内外大量的实践均已证明，伤害的发生有一定的模式、规律，有明确的危险因素，通过积极采取科学的策略措施，大多数伤害可以预防，伤害后的残疾可以避免。为此，中国残联组织有关专家编写了一部关于远离伤害致残的科普读物，围绕《国家残疾预防行动计划（2016-2020 年）》中减少伤害致残的行动要求，立足于国内外已有的伤害预防证据，对生活、生产中常见伤害的预防和应对方法进行了介绍，力图使读者通过阅读本书掌握一些基本的知识和技能，减少伤害发生和致残的风险。

由于我国预防伤害致残工作起步较晚，相关研究有限，经验尚不充足，编者水平有限，难免存在疏漏，敬请读者指正。

段蕾蕾

2017 年 7 月

残疾预防核心知识

一、有效控制出生缺陷和发育障碍致残

1. 有计划怀孕，避免大龄生育。
2. 远离烟酒，远离有毒有害物质，孕育健康宝宝。
3. 主动接受婚前保健服务和孕前优生健康检查。
4. 不偏食，补叶酸，科学补碘，合理控制体重。
5. 防止孕早期感染，在医生指导下使用药物。
6. 定期接受孕产期保健和产前筛查。
7. 积极接受新生儿疾病筛查和访视。
8. 密切关注儿童生长发育状况，定期参加健康体检。

二、着力防控疾病致残

1. 合理膳食，少油、少盐、少糖，多吃蔬菜水果。
2. 坚持运动，吃动平衡，避免超重肥胖。
3. 不吸烟少喝酒，远离二手烟。
4. 学会自我健康管理，关注血压、血糖、血脂变化。
5. 定期体检，及早发现疾病，及时治疗。
6. 注意个人和环境卫生，远离传染源，及时全程接种国家免疫规划疫苗。
7. 保持心情愉悦，与他人和谐相处，发现心理异常及时寻求专业帮助。
8. 及时就医，遵从医嘱，规范治疗。

残疾预防核心知识

三、努力减少伤害致残

1. 照看好儿童，防止溺水、跌倒、坠落等伤害。
2. 营造安全家居环境，加强平衡锻炼，减少老年跌倒。
3. 遵守交通法规，安全文明出行，预防交通伤害。
4. 购买正规产品，按说明书正确使用。
5. 遵守安全生产规程，做好职业防护。
6. 学习避险、逃生知识，提高自我防护能力。
7. 掌握基本急救技能，科学处理损伤。

四、显著改善康复服务状况

1. 尽早开展康复，避免残疾发生，减轻残疾程度。
2. 树立信心，坚持系统康复训练。
3. 科学适配辅具，提高生活质量。
4. 勇敢面对残疾，主动走出家门。
5. 家属积极参与，全面介入康复过程。
6. 尊重差异，平等接纳残疾人。
7. 爱护无障碍设施，主动为残疾人提供便利。

目录 contents

一、儿童伤害预防

1. 看孩子，你会吗? ……………………………………………………3
2. 你的校园安全吗? ……………………………………………………3
3. 给孩子一个安全的社区环境 …………………………………………5
4. 给你一双慧眼，教你选择安全的儿童用品 …………………………6
5. 事故发生了，你该怎么办? …………………………………………8
6. 一张表格帮你打造安全家居环境 ……………………………………9
7. 选择适合孩子的安全座椅和安全带 …………………………………11
8. 让孩子安全地乘坐公共交通工具 ……………………………………15
9. 走路时，这样可能会让孩子身处陷阱! ……………………………16
10. 别让骑车成为孩子的安全威胁 ………………………………………18
11. 游泳时的危险猛于虎 …………………………………………………19
12. 家里的水也能淹死孩子 ………………………………………………21
13. 水是孩子的生命之源，也可能会造成危险 …………………………23
14. 孩子溺水了，你该怎么办? …………………………………………25
15. 遇到他人溺水，救还是不救 …………………………………………26
16. 天呐，我的孩子也可能中毒 …………………………………………27
17. 孩子中毒了，你该怎么办? …………………………………………29
18. 拒绝和烧烫伤"交朋友" ……………………………………………30
19. 烧烫伤处理陷阱，坑你没商量 ………………………………………33
20. 警惕"低温"对儿童的温柔伤害 ……………………………………34
21. 预防儿童触电的的方法 ………………………………………………35
22. 孩子触电了，第一时间怎么办? ……………………………………36
23. 别让温暖的婴幼儿床成为危险的"摇篮" …………………………40
24. 别再让孩子坠楼的悲剧重演 …………………………………………42
25. 如何把购物的喜悦和孩子的安全一起"推"回家 …………………43
26. 如何防止自动扶梯给孩子造成伤害 …………………………………44
27. 运动锻炼为健康，保证安全是底线 …………………………………46
28. 你知道孩子进行体育运动的"高危环境"吗? ……………………47

29. 运动时骨折不要怕，积极处理减损伤 ·· 49
30. 若不了解这些情形，孩子可能会窒息丧命 ·· 50
31. 孩子发生异物窒息，第一时间怎么办？ ·· 52
32. 你做过的这些可能激怒狗的行为吗？ ·· 54
33. 恶狗来了别惊慌，以静制动这样做 ·· 55

二、预防老年人跌倒

34. 一起来测测老年人跌倒的风险吧！ ·· 59
35. 老年人跌倒不可怕，了解原因可预防 ·· 60
36. 你的平衡能力还好吗？ ·· 61
37. 你知道运动能预防跌倒的发生吗？ ·· 64
38. 用药习惯也可能是发生跌倒的"罪魁祸首" ······································ 66
39. 骨质疏松的老年人，"摔不起"！ ··· 67
40. 你听说过老年人因"头昏"而跌倒吗？ ·· 69
41. 你可能从来没想过，跌倒竟是因为戴错眼镜？ ···································· 70
42. 跌不跌倒，心理状态影响大 ·· 71
43. 别因害怕跌倒就束缚了手脚！ ·· 72
44. 预防跌倒，从"鞋"做起 ·· 73
45. 选错拐杖更危险 ·· 75
46. 生活方式多留心，预防跌倒少不了 ·· 77
47. 不要让跌倒给住院老年人"雪上加霜" ·· 78
48. 一表读懂家中的跌倒危险因素 ·· 79
49. 预防老年人跌倒，如何减少家居环境中的"隐形杀手"？ ·························· 80
50. 跌倒以后怎么办？独自一人莫慌张 ·· 82
51. 看到老年人跌倒，到底怎么扶？ ·· 84

三、预防道路交通伤害

52. 怎样安全过马路？ ·· 87
53. 关于酒驾你必须知道的事儿 ·· 88
54. 超速，死神在向你招手 ·· 89
55. 安全带，最划算的保命符 ·· 90

56. 疲劳驾驶，害人害己 ... 92
57. 超载超员，丢钱丢命 ... 93
58. 聊聊分心驾驶的那些事儿 ... 94
59. 老司机开车的经验，你知道吗？ ... 95
60. 绿色出行时应该注意的安全 ... 97
61. 遭遇事故，知道这些也许能让你保命 ... 99

四、预防消费品相关伤害

62. 当遇到产品伤害事件该怎么办？ ... 105
63. 选购和使用儿童玩具时应关注安全隐患 ... 106
64. 弹射类玩具易伤害儿童 ... 108
65. 谨防玩耍儿童滑板车伤害 ... 109
66. "跳跳杆"虽好玩，但要注意安全隐患 ... 111
67. 误吞磁铁玩具小零件会对儿童造成永久伤害 ... 112
68. 童车选购中的安全问题 ... 113
69. 童车使用安全不容忽视 ... 115
70. 儿童乘坐"摇摇车"一定要当心 ... 117
71. 警惕儿童笔类文具危害 ... 118
72. 儿童服装选择不当伤害多 ... 119
73. 新奇型打火机易吸引儿童玩火 ... 121
74. 激光笔类产品千万别看 ... 122
75. 燃气热水器使用时的危险及预防措施 ... 124
76. 压面机伤人事故时有发生 ... 126
77. 电热暖手器的常见危险及预防措施 ... 127

五、保证生产安全

78. 你知道吗？安全风险存在于劳动生产的各个环节！ ... 131
79. 你从事的工作属于高危行业吗？ ... 132
80. 小心！你有这些生产行为习惯吗？ ... 132
81. 遵循这四个原则，让安全事故远离你！ ... 134
82. 你知道什么情况可以享受工伤保险？ ... 135

83. 建筑工程风险多，时时处处要安全！ …… 136
84. 别让帮我们工作的机械变成安全杀手 …… 138
85. 电生产作业离不开，稍不注意把人伤 …… 140
86. 工作时发生火灾该怎么办？ …… 141
87. 每天接触危险化学品，这些知识你必须知道 …… 143
88. 矿山作业有风险，早识别会预防 …… 146

六、应对突发事件与灾害

89. 逃离踩踏事故，你应该掌握的那些知识 …… 151
90. 若不了解这些，便捷的电梯也可能伤了你 …… 152
91. 当水覆舟时的自救与互救 …… 153
92. 坐飞机时你不得不备的遇险自救知识 …… 154
93. 如何做好家庭防火？ …… 156
94. 家里出现火情该如何应对？ …… 157
95. 身处火险，你需要知道的脱险技能 …… 158
96. 遭遇暴雨天气，如何确保自身安全？ …… 160
97. 开车遇暴雨，学会这几招能让你脱险 …… 161
98. 雷电天气不要怕，正确避雷有方法 …… 162
99. 防止被台风伤害，你准备好了吗？ …… 163
100. 这么做，才是应对地震的正确方式 …… 164
101. 泥石流来了，赶快跑！ …… 166

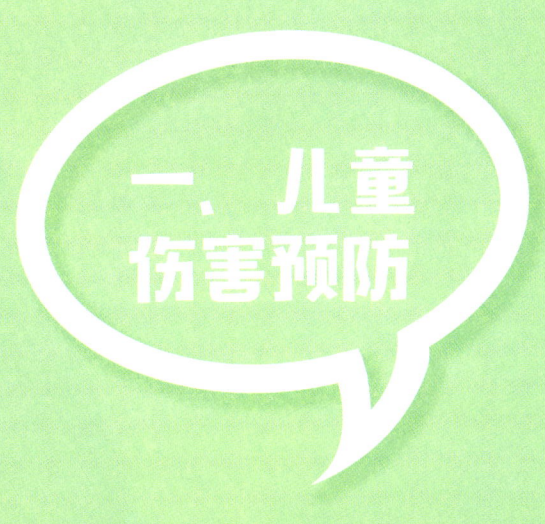

一、儿童伤害预防

❶ 看孩子，你会吗？

儿童，尤其是低龄儿童，识别和规避周围环境中的危险以及发生伤害后的自救能力较弱，所以，"合格"的看护可以有效地减少事故和伤害的发生。

看护者可以是父母、祖父母、外祖父母等亲属，也可以是教师、泳池救生员等非亲属，但必须是有正常行动能力的成年人，避免让大孩子或者行动不灵活的老年人看护孩子。

看护过程中要和孩子保持足够近的距离，确保一旦出现危险可以马上保护到孩子。

看护孩子时注意力要集中，不要同时做别的事情，如看手机、做家务、工作等，孩子的伤害可能就发生在看护者不注意的一两分钟里。

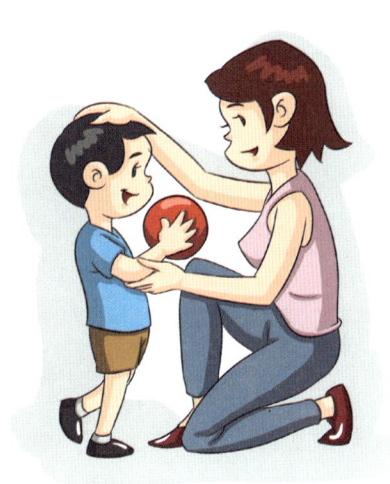

看护者应对孩子活动环境中的安全隐患进行检查和排除。

看护的过程也是培养孩子安全知识、意识和技能的过程，看护者可以把自己知道的安全防护的知识教给孩子，从小培养孩子的安全意识和技能。

❷ 你的校园安全吗？

学校是学龄儿童的主要活动场所，打造安全的校园是预防儿童伤害的重要手段。我国于2012年出台的《中小学校设计规范》明确规定学校的"安全设计应包括校园内防火、防灾、安防设施、通行安全、餐饮设施安全、环境安全等方面的设计"。2016年11月开始执行的《托儿所、幼儿园建筑设计规范》中提出，托儿所、幼儿园建筑设计应遵循的重要原则之一就是要保证幼儿生活学习的环境安全，并具备防灾能力。

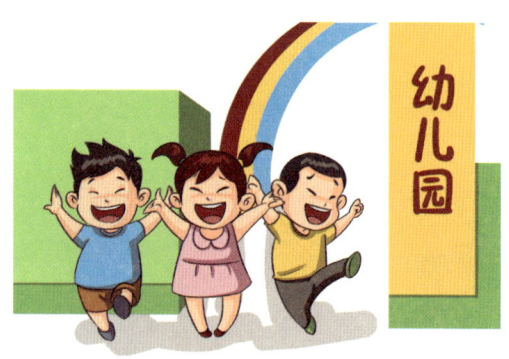

如何打造一个安全的校园？

◆ 地面

地面平整、防滑，减少不必要的台阶，运动场所应铺设塑胶地面或可吸能的软质材料。

◆ 防护栏杆

走廊、楼梯、阳台等临空部位设置高度不低于1.1米的防护栏杆；对于托儿所和幼儿园，防护栏杆必须采用能够防止幼儿攀登和穿过的构造，垂直护栏两个栏杆之间的距离不应大于0.11米。

◆ 楼梯

供幼儿使用的楼梯不应采用扇形、螺旋形踏步，踏步表面应采用防滑材料，踏步高度宜为0.13米、宽度宜为0.26米，楼梯应安装符合要求的扶手，幼儿扶手高度宜为0.6米；幼儿使用的楼梯，楼梯井净宽度大于0.11米时，必须采取防止幼儿攀滑措施。

◆ 门

托儿所和幼儿园不要设置旋转门、弹簧门和推拉门，不宜设金属门，在距地面0.6米处宜加设幼儿专用拉手，门上需设置观察窗。

◆ 窗台

托儿所和幼儿园房屋的窗台高度不宜大于0.6米，窗台距地面高度低于

0.9 米时需采取防护措施且防护高度必须达到距地面 0.9 米及以上。

◆ 照明

保证足够的照明，托儿所和幼儿园的门、窗等需使用玻璃材料时应采用安全玻璃。

◆ 锋利的边角

托儿所和幼儿园的墙角、窗台、暖气罩、窗口竖边、门边等阳角处应做成圆角。

◆ 定期维护各类地面和设施。

◆ 接送区域

学校门口提供家长停车和接送孩子的专门区域，创造人车分离的安全接送环境。

◆ 游泳池

游泳池、游泳馆内不得设置跳水池，且不宜设置深水区。

3 给孩子一个安全的社区环境

社区是人们聚居和活动的场所，也是儿童日常活动的重要场所。随着经济发展和城镇化进程，社区的数量和规模逐渐增大，各种设施逐渐增多，环境日益复杂。打造一个"安全的社区"，不仅要考虑社区内的环境，也要考虑社区周边的环境。

如何打造一个更安全的社区环境？

◆ 在规划、设置社区内及周边的路网时，应该设立独立的步行道和非机动车道，将步行和骑车的儿童与机动车分离，为儿童创造安全的步行和骑车环境。

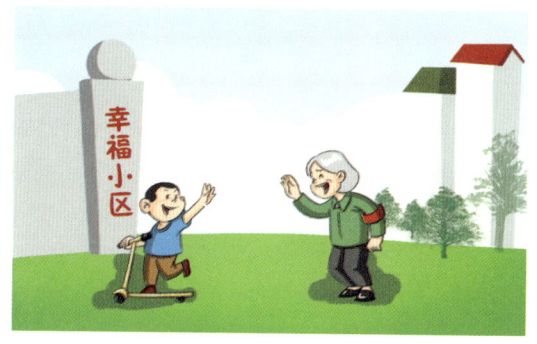

◆ 在社区中建立儿童专门活动区域，与道路进行隔离，远离停车位，为儿童创造安全娱乐环境，预防儿童在玩耍过程中被车辆伤害。

◆ 社区内及周边的水井、水渠、池塘、喷泉等水体周围应安装围栏或遮盖物（如井盖等），利用外在的屏障防止儿童直接靠近开放的水体，预防儿童溺水的发生。

◆ 对于有建筑工地的社区，要设置围墙把建筑工地与居民活动区域进行隔离，防止儿童接近建筑工地。

◆ 加强犬类管理，倡导文明养犬，提倡使用犬链，预防狗抓咬伤。

◆ 社区内如设有儿童游乐设备的，应定期检查游乐设备设施有无损毁，零件有无松动，发现问题及时维修、更换、隔离、警示。

创建一个安全的社区环境既要依靠社区管理者，也要依靠社区的每一位居民，每位居民发现了社区环境中的安全隐患，都应该及时告知社区管理部门，及时进行处理，预防儿童在社区里发生伤害。

❹ 给你一双慧眼，教你选择安全的儿童用品

在选择儿童产品时，要尽量购买有安全认证标识的产品，并认真阅读产品上关于产品安全性的警示标识和提示。

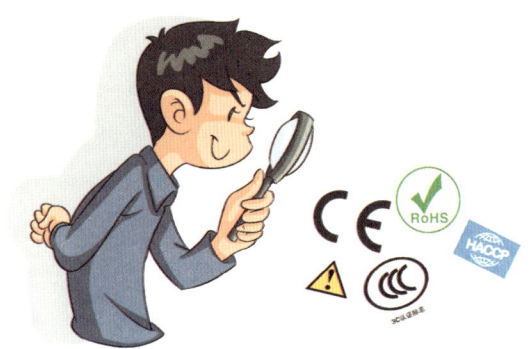

常见的产品安全标识包括中国强制性产品认证（CCC认证或3C认证）、体系认证（如HACCP认证、ISO 22000：2005等）、国际认证（如CE认证）和在电子电气设备中限制有害物质使用的指令（RoHS认证）。

常见的警示有"警告！内含尖锐部件，不适合24个月以下儿童使用""警告！内含小零件，可能引起儿童窒息，不适合3岁以下儿童使用""警告！应远离儿童活动的地方""提示：儿童应在成人监督下使用""提示：儿童使用应穿戴防护器具"等。

安全的儿童产品应具备的特征

◆ 外观

① 形态流畅圆滑、无锋利边角，边缘无毛刺。

② 产品的孔洞、空隙等空间可变化部位有阻力设计或自锁保护，不易造成夹伤。

③ 产品不含体积小、易脱落的零部件。

④ 产品的色彩柔和，区分度明显，配色不过于复杂，易于营造乐观向上的气氛，适合儿童的视觉心理，利于识别记忆，激发兴趣。

◆ 材质

① 材质手感富有机理，可以给儿童带来亲切温暖的安全体验。

② 材质结构牢固稳定，有一定的强度和韧度，经得起儿童反复撕扯，但不宜含过多的合金和玻璃，避免破碎后锐利棱角造成的伤害。

③ 材质无毒或有毒有害物质含量符合国家（或行业）标准，可具有一定的抗菌和阻燃性能。

◆ 规格

① 长度、宽度、高度和重量符合儿童正常生长发育能承受的范围。

② 产品的接触摩擦力、按压阻力不易太小，可避免脱落、滑落和偶发启动。

③ 产品的亮度、明暗对比度和闪烁频率不超出儿童视觉辨识和反应能力。

④ 产品发出的音量柔和悦耳，无强刺激噪声。

⑤ 产品的温度变化不会造成过热或过冷的刺激。

⑥ 产品的运动速度、飞行高度应适当，避免引起儿童激烈的追逐。

5 事故发生了，你该怎么办？

事故发生后的合理处置，是影响伤害程度和结局的重要因素。即便不具备基本的心肺复苏等急救技能的普通看护人，也可以在孩子受伤后发挥重要作用，提供很多救助。

发生事故后，要保持冷静，第一件事就要确保伤者和施救者的安全。这是救助别人基本的前提。

尽可能先对伤者伤势做出初步判断，主要判断伤者的呼吸、心跳、意识、出血等重要的损伤情况。

尽快拨打急救电话（如120、119、999等）以获取专业救治。在拨打急救电话时要说清病人的性别、年龄、等候救护车的确切地点，以及目前的危急程度和发病时间。

在等待救助时注意稳定伤者情绪，可以说一些安慰的话，尽量不让受伤

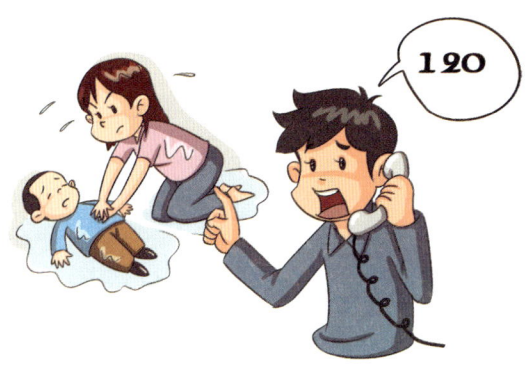

的孩子大声哭闹。如果有铅笔、小刀、玻璃等异物插入身体，不要拔出异物，保持受伤处稳定，对于怀疑脊柱受伤的孩子不要轻易移动。

如果平时能够掌握一些基本的急救技能，在专业医护人员到达现场之前对伤者实施救治，可以抓住伤害急救的最佳时机，最大程度降低事故带来的伤害。每位看护者都应该提前学习一些基本的止血、包扎、固定、搬运技术、基本生命体征的判断方法、初级心肺复苏术等急救技能。

救助别人请牢记

- 在实施救助时首先要确保自身安全，不鼓励冒险救人的行为。
- 坚持"先救命、后治伤"的原则，如伤者已出现呼吸心跳停止，必须先进行心肺复苏。
- 积极寻求别人的帮助，包括寻求120等专业人员帮助和现场人员的帮助。

6 一张表格帮你打造安全家居环境

家是温暖的港湾，但你知道吗，家也是儿童伤害发生的最主要场所之一。湿滑的地面、锋利的拐角、地面上不起眼的一根电线，以及厨房中的锅碗瓢盆、瓶瓶罐罐，都有可能引发伤害。怎样辨识家庭中潜在的危险，如何打造一个安全的家居环境？

小贴士

打造安全的家居环境

地点	安全类型	预防措施
浴室	水安全	当孩子在水中或者靠近水的时候，必须时刻关注他。
		在孩子洗澡前，用手腕或手肘测一下水温。
	化学用品安全	所有的化学用品须放置在高处，确保孩子不能拿到。
卧室	睡眠安全	不要和宝宝同床睡，确保宝宝在婴儿床内仰面而睡。
		使用硬实的床垫和大小合适的床单，床上不要摆放玩具和其他物品。
楼梯和窗户	预防跌落	家中如有楼梯，在楼梯口的上下两端都应安装检验过的安全门，最好能将安全门连在墙上。
		正确安装窗栅栏，以防止孩子从窗户跌落。
厨房	预防烫伤	炉灶上的锅把手向内放。
		烫的食物和液体不要放置在桌子的边缘。
		在烹饪时不要抱着孩子。
	中毒预防	所有家用清洁剂和化学物质必须存贮在原有的容器内，必须放在孩子接触不到的地方。
起居室	防止家具倾倒	利用支架或者绳子把容易发生倾倒或头重脚轻的家具固定在墙上。
	药品、化妆品等化学品	药品和维生素储存在儿童接触不到的地方。
	防止窒息	体积较小的物品放置在儿童接触不到的地方，避免儿童误食。
		绳索须远离孩子，包括窗帘绳等。

这张表除了可以指导你检查家中设施、找到可能威胁到孩子安全的隐患，还提供了保障家居安全的正确措施，帮你给孩子打造一个安全的家居环境。

7 选择适合孩子的安全座椅和安全带

汽车发生碰撞时，儿童安全座椅可以保护儿童乘客安全，降低婴幼儿死亡率，家长应该从孩子婴儿期起就开始坚持儿童乘车使用儿童安全座椅。很多家长对儿童乘车出行时是否需要使用安全座椅存在认知误区，让专家来告诉我们真相。

儿童乘车安全误区

小贴士

我以为（×）	专家告诉我们（√）
平时开车的速度很慢，根本不用给孩子使用安全座椅。	车辆以 50 公里 / 小时的速度发生碰撞时，就相当于一个人从 4 楼坠落。
在乘车时抱住孩子不是就可以保护孩子的安全了吗？自己抱着不是比安全座椅更可靠吗？	当车速仅 50 公里 / 小时，一个 12 公斤的孩子，在碰撞时，会变成超过上百公斤的重物，人的手臂是无法抱住的。且碰撞发生时，惯性会使人向前，撞上前面的物品，而抱着孩子，孩子就成了家长的安全气囊！
平时不会出远门，只开车去很近的地方，就不用使用安全座椅了吧？	统计数据告诉我们，2/3 的事故就发生在离家只有 15 公里的路上。

如何选购儿童安全座椅呢？

◆ 选择适合孩子身高、体重的座椅种类

不同身高、体重的儿童应使用不同类型的儿童安全座椅，如 13 公斤以下的儿童必须使用反向安装的安全座椅。不同身高、体重的儿童选择安全座椅可参照小贴士内容。注意：市场上多为跨组别的系列产品，选择安全座椅时请以说明书为准。建议在说明书使用范围内，尽量选择组别小的类型的座椅，能更好地保护儿童乘车安全。

小贴士

不同身高、体重的儿童选择座椅类型

组别	体重	座椅类型	座椅示例	作用及其他
0/0+组	<13 kg	反向安全座椅		这类座椅可以分散碰撞时的冲击力，保护婴儿脆弱的头部和颈部，内置的约束带可以防止儿童在受到冲击时被甩出去。
I组	9~18 kg	正向安全座椅		通过肩部、腰部、胯部的约束带使撞击时的冲击力分散，并限制儿童向前移动，防止甩出，并减少其与车内物体的撞击。
II组	15~25 kg	带靠背的增高垫		通过抬高儿童坐的位置，使成人安全带跨胸部、胯部扣上，而非绕过颈部下来，后者可能增加内脏和脊髓伤害的危险。这类安全座椅还配有靠背，为儿童提供了头部和颈部保护。
III组	22~36 kg	增高垫		可以抬高儿童坐的位置。当孩子成长到一定高度，体重达到一定程度时（一般身高大于145厘米），可以使用安全带。判断标准为让孩子的膝盖内侧紧靠椅子边缘，其双脚可以平放在地上。

- ◆ 选择由正规厂家生产的经国家 3C 认证的座椅
- ◆ 选择车辆支持的安全座椅

不同类型的车所支持的儿童安全座椅安装固定方式可能不同，这与车上是否有安全座椅接口有关。

小贴士

确定车辆支持的安装固定方式

儿童安全座椅的安装固定方式	展示
ISOFIX 安装固定：须有 ISOFIX 接口，即车上座椅靠背底部的两个刚性连接点，以此连接到儿童安全座椅下的两个相适应的刚性连接装置，固定安全座椅。	车内 ISOFIX 接口 车内 ISOFIX 提示图标

续表

儿童安全座椅的安装固定方式	展示
LATCH 安装固定：须有 LATCH 接口，即车上座椅靠背底部两个和车座椅水平后方的一个接口，以此连接安全座椅上的挂钩，固定座椅。	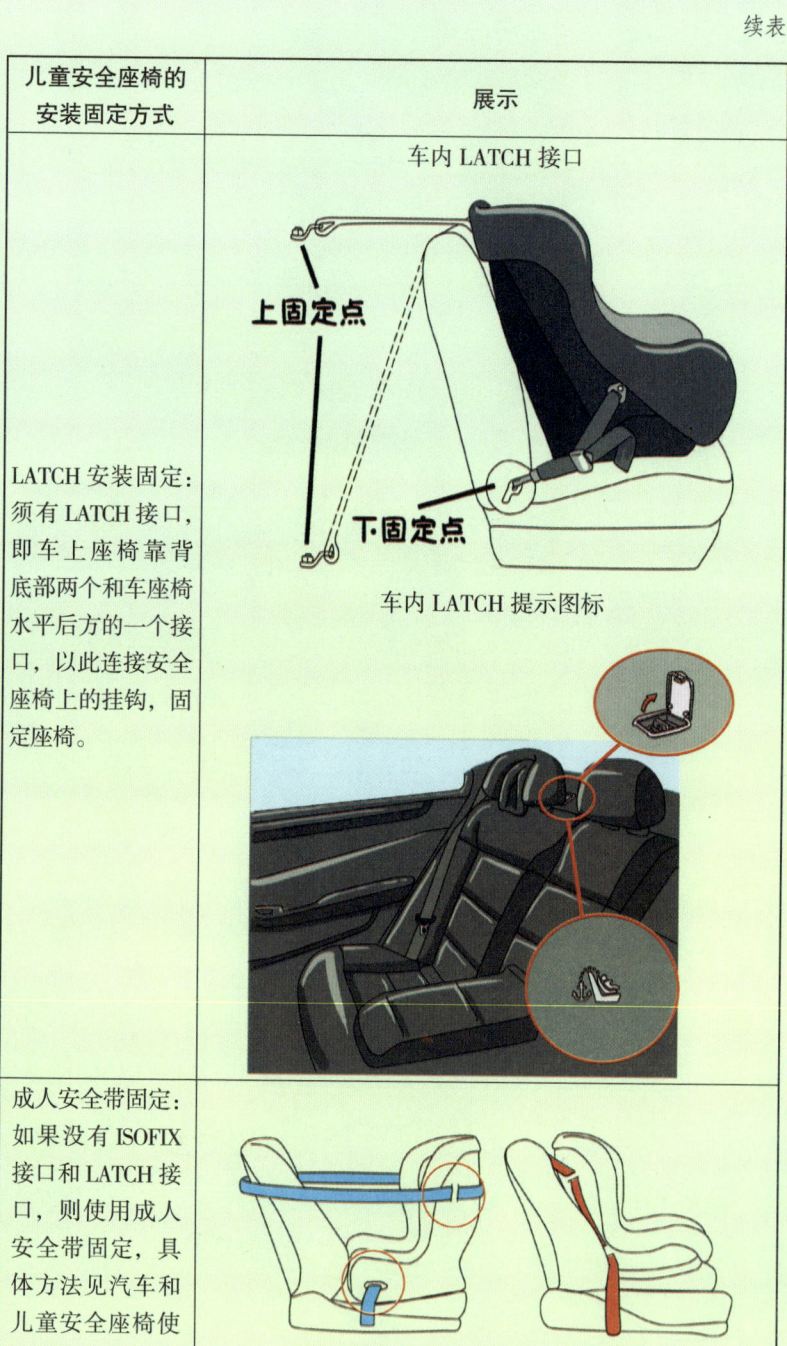 车内 LATCH 接口 车内 LATCH 提示图标
成人安全带固定：如果没有 ISOFIX 接口和 LATCH 接口，则使用成人安全带固定，具体方法见汽车和儿童安全座椅使用说明书。	

小贴士

如何安装儿童安全座椅呢？

- 应安装在后排位置。
- 安装前请仔细阅读说明书，不确定时拨打厂家客服电话咨询。
- 确认安装固定。儿童安全座椅每次装好后用力拉一下，并左右摇动一下，确认已完全固定。

8 让孩子安全地乘坐公共交通工具

孩子可能每天都要乘坐公共交通工具，如公共汽车、地铁、校车等。他是否了解乘坐公共交通工具需要注意的安全事项呢？

乘坐校车及公共汽车

- 要站在站台或人行道上等待校车或公共汽车。
- 驾驶员有盲区，大型车辆一般盲区的距离在 3 米左右，盲区里驾驶员不一定能看到孩子，所以要在离车行驶路线横向距离 3 米外的地方等车。
- 要等校车或公共汽车停稳后排队有序上车。
- 上车后要时刻扶好。
- 坐车时，手或头不能伸出窗外，以免发生危险。
- 等校车或公共汽车离开后，看清车流情况再过马路，即使有人在马路对面呼唤，也不可盲目穿行。
- 如果有东西掉下来，不要立刻去捡，防止被门夹住，可以请求老师或其他大人帮助。

乘坐城市轨道交通

- 永远站在黄色安全线后等车。

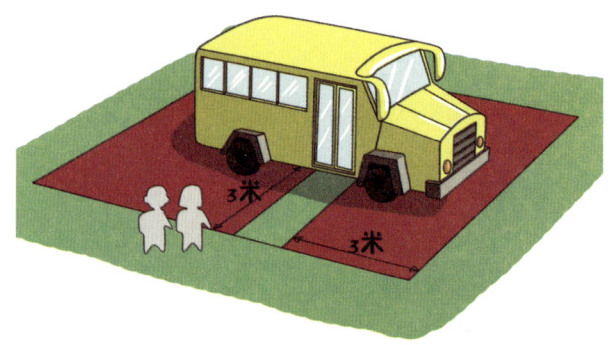

- 如不小心将东西掉入轨道,请及时求助工作人员,不要自己随便用手或工具去捡,更不可下轨道去捡。
- 上下车时注意车与站台之间的缝隙,人多时不要挤门。
- 关门警示灯亮起时,不要抢着冲入车厢。
- 乘车时,安静地坐好,或扶稳,不随意玩弄车厢中的任何报警或应急设备。

❾ 走路时,这样可能会让孩子身处陷阱!

步行是孩子外出或家长带孩子外出最经常的出行方式,但这件再平常不过的事也会存在很多危险。数据显示,步行是18岁以下儿童道路交通伤害死亡的首位出行方式(占38.1%)。哪些走路的习惯可能会让孩子身处陷阱?我们应该如何做?

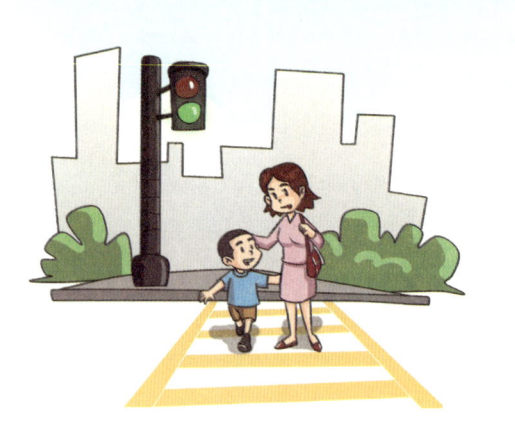

年龄较小的孩子需要成年人照看，家长需要注意

◆ 安全步行

① 带孩子外出时，请走在人行便道上，不要走在机动车道或非机动车道上。

② 使用婴儿车时，应为孩子系好安全带。

③ 没有人行道时，请您始终靠路边行走，并让孩子走在远离车辆的一侧。

◆ 过马路前

① 请在路口或人行横道直行过马路，不要斜穿。

② 不要带着孩子在车流繁忙的地方过马路，特别是不要在两辆停靠的车辆之间穿行。

◆ 过马路时

① 请不要带着孩子跑，因为孩子可能会摔倒。

② 要保持左右观看，仔细观察车流情况。

③ 请在任何情况下都不要松开孩子的手，比如有电话打来时，因为孩子可能会突然跑起来，脱离您的保护范围。

④ 请不要让孩子手上拿着玩具等杂物过马路。因为如果玩具掉了，孩子可能会跑去捡。

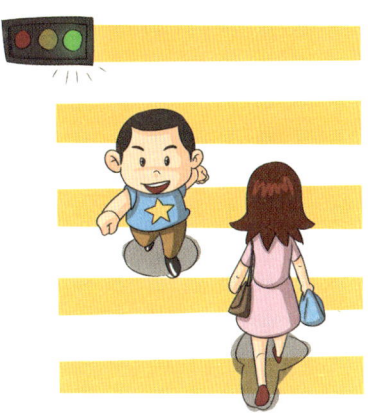

年龄较大的孩子，可以独立出行，孩子需要注意

同时家长要记住，您永远是孩子安全步行的榜样。

◆ 安全步行

① 在马路上行走，不要走机动车道，要走人行便道，不要翻越护栏、隔离带。

② 走路时不分心，不要边走路边使用手机，随时观察周围环境。

③ 在人行道上，不要推搡打闹，追逐嬉戏。

◆ 过马路前

① 应该在路口或人行横道直行过马路，不斜穿。

② 只要有斑马线，一定要从有斑马线的地方过马路。

③ 在路口或看不清整条马路的地方，如两地停靠的车辆之间，请停下来，看清车流情况再过马路。

◆ 过马路时

① 不要跑着过马路，因为看不清车流情况会很危险。

② 应该仔细观察车辆情况，不要与同学说话。

③ 过马路时，不使用手机等电子设备，不玩游戏，不听音乐。

◆ 雨天安全

① 下雨天或夜晚走路时，要穿着颜色鲜艳的服装或贴上反光条。

② 雨天打伞，要调整撑伞的角度，保证看清路面情况。

③ 上下学的路线，建议让孩子先与父母一起走一遍，共同识别路程中的安全隐患，选择最安全的路线，确定后每天按照同一路线上下学。

⑩ 别让骑车成为孩子的安全威胁

近年来，非机动车骑行者死亡比例呈上升趋势。儿童和青少年因骑车发生的道路交通事故更应加以重视。要培养孩子安全的骑车习惯，别让骑车成为孩子的安全威胁！请注意，我国法律规定，12岁以下儿童不得骑自行车上路，16岁以下儿童不得骑电动自行车上路。

骑车前注意事项

◆ 在骑车上路前，孩子应该认真学习有关安全骑车的知识及骑车人的行为规范。

◆ 在每次骑车上路前，都要检查闸、铃、锁等装备是否齐备。

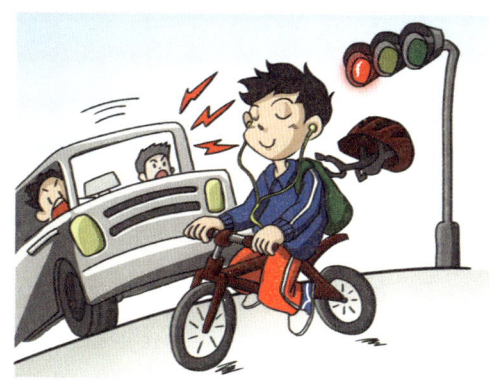

- 在骑车前，要佩戴好护具，如头盔等。
- 阴雨天或晚间骑车时，要让孩子穿上颜色鲜亮的衣服，或带上发光或反光用具，方便机动车驾驶员看见。

骑车时注意事项

- 骑车时应该始终在非机动车道内行驶，始终靠右，不逆行。
- 穿越交叉路口时，要减速慢行，一定要严格按照交通信号灯行驶，不抢行。
- 绿灯亮时要向左、右观看，观察车流情况，然后再穿越路口。
- 右转弯时，要伸手示意，避让执行车辆和行人。
- 不超速飙车，不骑双急车（急转弯、急刹车），不扶身并行（两人拉着扶着并排前行），不互相追逐或曲折行驶。
- 要认识车的指示灯，以判别车辆移动的方向（如车辆的转弯灯、刹车灯等），及时放慢速度，避让转弯车辆。
- 骑车时，不交谈，不听音乐，不与同学追逐嬉戏。

11 游泳时的危险猛于虎

12岁的帅某和同班另外3名同学放学后，结伴到村边河中游泳。1名同学独自在水中行走时,突然滑入深水坑,帅某去救他,结果自己却溺水身亡了。

我们该如何避免上述的悲剧发生呢?游泳时需要注意以下几点。

游泳场所的选择

应带孩子去正规游泳场所游泳。正规游泳场所应配备专职救生员,救生员不仅可以提供专业的救援和复苏急救,还可减少儿童危险行为,预防溺水发生。

一定要在家长/专业游泳老师的监护下游泳

- 未成年的兄/姐不能作为孩子的监护人陪伴他们去游泳。
- 不能将孩子单独留在水边或在水中游泳。
- 家长在看护时,与孩子的距离要伸手可及,专心看管,不能分心。
- 家长可以适当抽空带孩子去安全的游泳场所游泳,并告知他们,如果想去游泳,一定要告诉家长,不要偷偷去。
- 家长要教育孩子学会说"不",如果同学怂恿孩子在没有成人监护的情况下去游泳,要让孩子一定拒绝,不能妥协。
- 推荐在有专业游泳老师的带领下游泳,不仅可以更安全、更专业的学习游泳,还可以学习水上安全的知识和技能。

游泳前准备工作及注意事项

- 家人或看护人要教授孩子学会游泳技巧,并提前教授孩子在水上或水边活动的安全和救援的知识和技巧。
- 在孩子学习游泳时,家长应为孩子准备并使用合格的漂浮设备,如救生衣等。
- 下水前做适当的准备活动,并且先试一下水温,适应水温后再下水。
- 以下情况不宜游泳:

① 身体生病、精神或情绪不佳时不要游泳。

② 酒后、过饥、过饱都不宜游泳，剧烈运动后不要立即跳入水中。

③ 不要在温差太大的环境下游泳。

④ 恶劣天气如雷雨、刮风、天气突变等情况下，不要在室外游泳。

◆ 装备准备：游泳衣、游泳帽、游泳圈、游泳镜、干毛巾等。

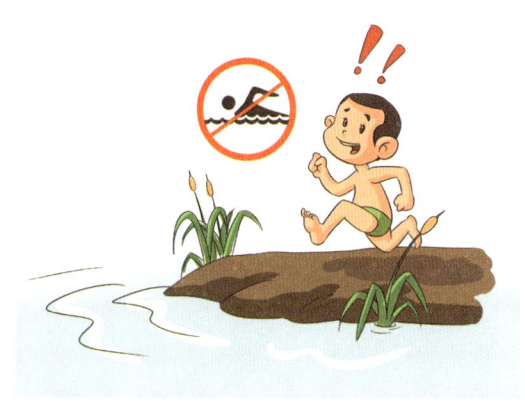

游泳时注意事项

◆ 游泳时不要做过于激烈的动作。

◆ 不要在远离岸边的地方游泳。

◆ 在水中不过分自信或争强好胜，也许我们的游泳水平很强，但这样反而会少了一份小心，可能会在意外发生时没有准备。

◆ 在水中不宜停留太久，以免过度疲劳，通常半个小时即上岸休息，以使体温、体力得到恢复。

12 家里的水也能淹死孩子

家里又没有河、没有池塘，怎么可能发生溺水？下面这个故事就讲述了一个发生在家中的悲剧。

因为要停水,浩浩的爸妈把家里大大小小的桶里盛满了水,包括洗衣机。中午,爸妈都休息了,不愿意睡觉的浩浩上洗手间,发现了装满水的洗衣机,便拿了小凳子爬了上去玩水,等爸妈醒来,3岁的浩浩已经坠入洗衣机里溺死了。

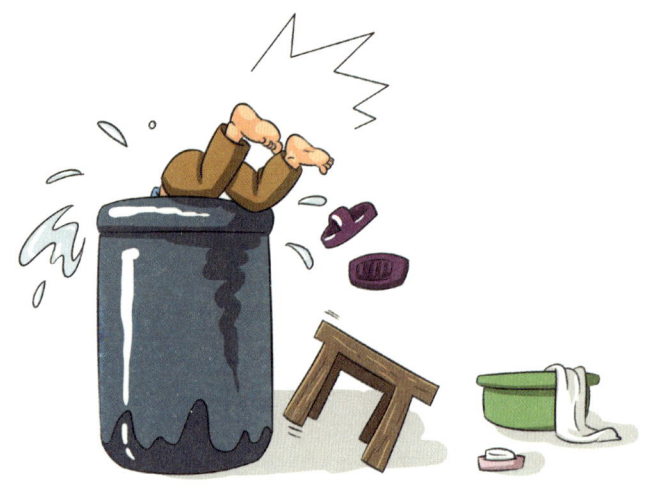

对于预防儿童溺水而言,成人对儿童的监护至关重要。儿童的溺水可以发生在短短的一分钟内,尤其是年幼的儿童,一定不能将儿童单独留在卫生间、浴室和厨房。儿童溺水常常发生在家长在给孩子洗澡时接电话、开门、取物品等,而把孩子单独留在浴盆或浴缸里时。家长看管时,与儿童的距离要伸手可及,专心看管,不能分心,不要在看管的同时打电话、聊天、做家务。

家中浴缸、水桶、水缸等蓄水容器,是婴幼儿发生溺水的高危场所,且溺水往往与使用和婴儿年龄不相称的过大浴盆或浴缸有关。家中的水缸、水桶等蓄水容器应加盖(盖子不能轻易被幼儿打开)。使用澡盆、浴缸、洗衣机等后马上将水倾倒干净。卫生间坐便器应盖好盖。卫生间和浴室门应上锁,避免儿童自行进入。

此外,家周围的水井、储水池、粪池等蓄水容器也一定要加盖,如有条件,可以通过为水井安装水泵、水管等办法减少儿童接触到危险水体。

13. 水是孩子的生命之源，也可能会造成危险

水是生命之源，孩子最早在妈妈的肚子里也是生活在羊水中。但是水也可能很危险。

溺水在我国儿童伤害的死因中居首位。很多人认为溺水就是意外，是无法避免的。然而，通过我们的共同努力，溺水是可以预防的。除了前面讲的家中水安全和游泳安全，还有哪些是我们需要注意的？

家长监护最重要

家长监护不当，是儿童溺水最常见的原因。

◆ 5岁以下儿童的家长或看护人应该做到：

① 绝不能将儿童单独留在开放的水源边。

② 家长与儿童的距离要伸手可及，专心看管，即使只是路过水边，孩子也可能一不留神跑到水边玩，导致溺水危险。

③ 在儿童进行乘船、嬉水等水上活动时，家长应为儿童准备并使用合格的漂浮设备，如救生衣等。

④ 如果家长不能照看孩子，应该找正规托儿机构代为看管，不要让兄/姐看护或把孩子单独留在家中。

◆ 青春期儿童富于尝试和冒险，独立性增强，与开放性水体接触机会增多，会增加溺水事故发生的风险，故同样需要家长的监管和教育。

掌握水上安全知识和技能

家长或看护人应教孩子学会游泳，可以让他在一旦发生溺水时能够较容易脱险，从而降低死亡风险。与此同样重要的是教孩子在水边活动的安全知识，并且让他们掌握自救和救人的知识和技能，因为一些游泳技能较好的孩子可能由于自我感觉游泳技术高超而忽略了危险，或盲目下水救人，反而增加了溺水风险。

◆ 在水边活动时应注意：

不要在水边踢球、玩水、追跑打闹等，容易发生失足落水的危险。

◆ 乘船出行时应注意：

① 不要乘坐无证/超载船只。

② 应避免恶劣天气乘船。

③ 上下船不要挤、抢，容易造成挤伤、落水等事故。

家庭及周围环境改善

环境的改善是预防儿童溺水发生的有效手段。

◆ 水容器加盖或不存水

居民家中可蓄水的容器应加盖，使用后没有必要存水的容器应立即将水倾倒干净。

◆ 院门或房门安装栅栏

家中有 5 岁以下儿童的农村家庭，如果房屋距离池塘、小溪等自然水体较近，应在院子或通向室外的房门安装门栅栏，以阻挡婴幼儿自行外出。

◆ 安装围栏

在条件允许的情况下，在池塘、小溪、沟渠等自然水体周围加装围栏。围栏可以因地制宜，采用不同材料制作，如木板、竹条、灌木、砖、石等，围栏高度、间距应合理，并定期组织人员检查，若发现破损，应及时修补。

◆ 设立醒目警示牌

在江、河、水库、鱼塘周围设立明显警示牌，进行危险提示。

⑭ 孩子溺水了，你该怎么办？

当孩子发生溺水时再去学相关知识和方法可能为时已晚，防患于未然，让我们先来了解一下，孩子发生溺水该怎么办。

救援

发现孩子溺水，应立刻进行现场救援。

- 如在自己了解的较浅的水中发生溺水，如泳池、浅沟渠等，应立即将孩子救上来；如在自己不了解的水域发生溺水，不要贸然下水营救。
- 呼叫周围群众的援助，有条件应立即通知附近的专业水上救生人员或拨打110或119。
- 同时应立即拨打120急救电话。拨打急救电话时应注意言简意赅，特别要讲清楚具体地点。最好约定在标志性建筑处等候，一旦急救车到来可迅速引领医疗人员到现场。不要主动挂掉电话，并保持呼叫电话不被占线。
- 在专业救援到来之前，可向遇溺者投递竹竿、衣物、绳索、漂浮物等，不推荐非专业救生人员下水救援。
- 不推荐多人手拉手下水救援，如一定要下水营救，跳水时不要将头猛扎进水中，防止头部碰到礁石或触底。

急救

在120指导下，对患者进行判断，如发现患者无意识、无呼吸或仅有濒死呼吸，可在120调度指导下进行徒手心肺复苏。

由于溺水者的核心问题是缺氧，尽早开放气道和人工呼吸，其优先于胸外按压。上岸后立即清理患者口鼻的泥沙和水草，

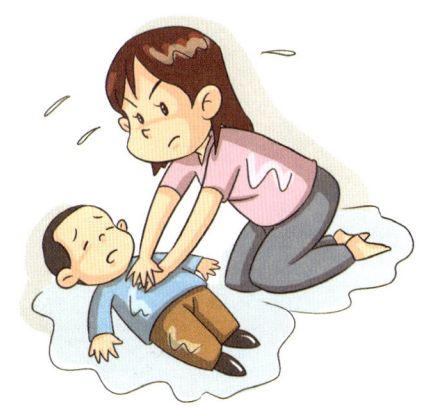

开放气道。开放气道、人工呼吸、胸外按压的具体操作方法，请参见第22条。

15 遇到他人溺水，救还是不救

溺水救援需要专业知识和技能，不能贸然下水营救，通常认为安全的手拉手救人其实最危险，已发生了很多起学生因手拉手下水营救遇险同学而使自己失去生命的事件。

遇到他人溺水，应该教育孩子怎么办呢？

◆ 发现落水者时，保持冷静，应第一时间大声呼救，寻求周边成年人的帮助，并拨打110报警，切勿盲目下水施救。

◆ 若溺水者离岸边不远，可将竹竿递给落水者，前提要确保自身安全，递竹竿时要趴在地上，降低重心，如果救援过程中发现体力不支，应及时放手，以免被拖入水中，然后再组织下一次救援。

◆ 如果现场能找到泡沫块、救生圈、木块、密封的塑料空桶等漂浮物，可以抛给溺水者，避免溺水者沉入水中。

◆ 若现场无竹竿、漂浮物等，可脱下衣服连接在一起当绳子，抛给溺水者，切记要趴在地上，一定要确保自身安全。

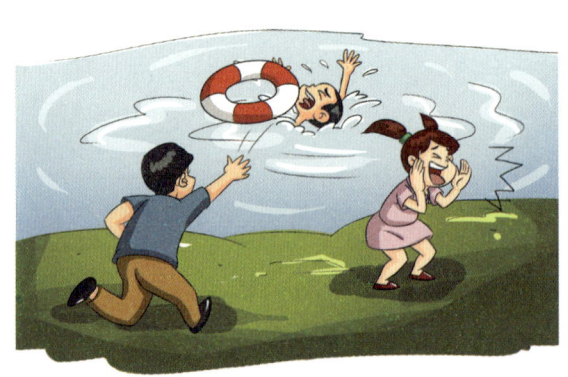

16 天呐，我的孩子也可能中毒

很多人对中毒的理解主要为有人投毒，或误吃了有毒物质，其实我们身边也有很多东西可能成为毒物。有的是由于存放不当导致儿童误服或皮肤接触，有的是由于儿童不良行为习惯，造成儿童误食，还有的是由于环境中的安全隐患，导致孩子中毒。

常见的引起中毒的物质

日常生活中常见的引起中毒的物质包括：

① 日用化学品：如清洁剂、卫生杀虫剂等。

② 药物：如口服抗生素/降血压等处方药、中药制剂、营养药物等。

③ 农药：如杀虫剂、杀鼠剂等。

④ 有毒生物：如真菌（毒蘑菇等）、植物、动物、细菌（致病微生物引起的感染性和传染性疾病除外）等。

⑤ 其他：如一氧化碳、汽油、装修材料和家具、硫化氢等窒息性气体等。

预防孩子中毒

家里预防孩子中毒，我们可以这样做：

◆ 了解家庭常见的有毒物质及可能导致中毒的行为

梳理家中可能存在哪些有毒物质，以及可能影响儿童健康的不良行为习惯，如生吃黄花菜和海鲜，扁豆和豆浆没有熟透就吃，装修后不开窗通风等。

◆ 妥善保存和处理家中有毒物质

① 家庭中常备的药物要储存在专门的收纳空间，放在儿童不易获得的地方，必要时可加锁，并及时清理。

② 毒性较大的日常化学品，如清洁剂、卫生杀虫剂等，要放在儿童接触不到的地方。不要使用食品作为灭鼠、灭蟑螂等的毒饵。

③ 要及时清理掉过期或不常用的药物，以及不必要的和准备废弃的有毒

物质，如油漆、电池、汽油灯等。

◆ 营造健康家庭环境

① 儿童居室内和经常活动的场所附近不要种植容易导致儿童中毒的植物，如水仙、蓖麻等；也不要养有毒的动物，如蜈蚣、蜘蛛等。

② 燃气热水器不能安装在浴室等密闭的空间内。

③ 使用喷雾杀虫剂或居室空气消毒后，应通风数十分钟后再进入。

④ 即使在寒冷的冬季，也要定期开窗通风。家庭装修要使用合格的装修材料，装修后要通风一段时间后再入住。

◆ 对儿童不良行为要健康引导

教育孩子改掉吸吮手指、从地上捡食食品、吃路边摊位零食、玩耍来源不明物品、采食路边野果等不良行为习惯。

◆ 掌握常见儿童中毒的急救措施

平时应掌握儿童中毒后的急救措施，减少儿童中毒严重程度（具体急救措施请见第 17 题）。

◆ 其他

① 没有特殊需要，不要随便给儿童服用各种维生素、微量元素等营养补品，如果需要，最好在医生指导下服用。

② 在可能会存在有毒动物的区域（如郊外），应在儿童身上涂抹一些驱避有毒动物叮咬的药物。

③ 加工食用容易发生中毒的植物食品（如扁豆、黄花菜、白果等）时，应注意正确的加工食用方法。不要自行加工食用河豚、鱼胆、动物甲状腺等。

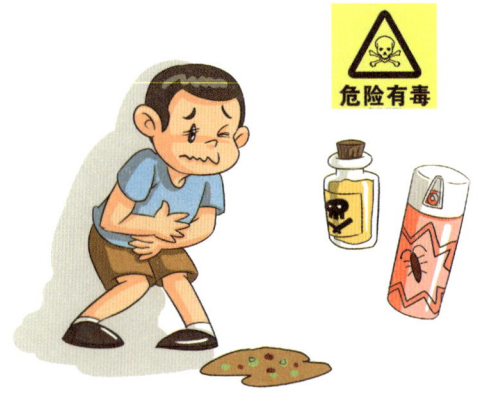

⑰ 孩子中毒了，你该怎么办？

及时有效地学习中毒急救措施是将中毒对儿童的伤害减少到最低程度的必要手段。那么有哪些常见的中毒急救原则和办法呢？哪些是我们在家可以做的呢？以下列出了你在家能够做的中毒急救方法。

中毒救治基本方法

◆ 脱离毒物接触

无论毒物是经过皮肤吸收，还是通过消化道口服或是呼吸道吸入进入人体，最初的关键救治措施都是脱离毒物接触。

① 对于吸入中毒的儿童，应立即将其移送至有新鲜空气流通的环境中，一些挥发性强的液体（如有机磷杀虫剂）和固体物质（如樟脑）也可以通过呼吸道吸入中毒。对于口服中毒的儿童，应立即将可疑物品封存，阻止儿童继续接触。

② 对于皮肤吸收中毒的儿童，应立即脱去其身上污染的衣物，包括鞋、帽、围巾和袜子等。

③ 一些脂溶性强或腐蚀性强的固体和气体，如黄磷、丙烯酰胺、氯乙酸、氨气也能通过皮肤吸收或造成皮肤直接损害。

◆ 拨打中毒热线咨询或及时送医

拨打120急救电话，应尽早送医院进行急救，以免耽误救治。可在120的指导下进行急救或咨询中毒热线010-83132345。

◆ 清除毒物

• 皮肤和黏膜的局部清洗

① 体表皮肤和黏膜（包括眼睛）接触了毒物，应立即使用大量流动清水反复充分冲洗。

② 冲洗时间一般不低于10分钟。

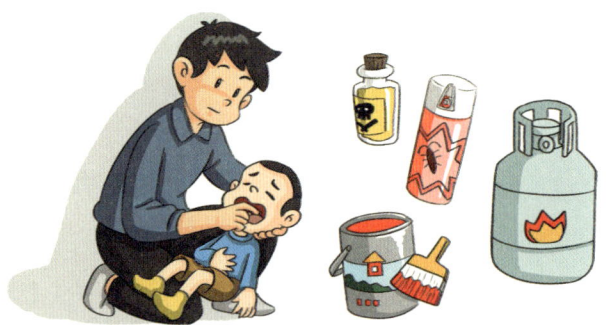

③ 要特别注意毛发、甲床、皱褶以及会阴部的清洗。

④ 此项措施越早实施效果越好,一般使用清水即可。不要由于寻找合适的清洗液而耽误了清洗时机。

● 催吐

催吐是经口中毒常选用的清除毒物方式,可分为机械催吐和药物催吐两种。

① 机械催吐是使用筷子、勺子、压舌板或手指探触咽后壁或咽腭弓诱发中毒者呕吐的方式,简便易行,方法可靠,是任何人均可采取的催吐方式。

② 药物催吐须由专业医务人员进行。

以下中毒者不要催吐

婴幼儿;存在意识障碍、反复抽搐未控制者;有严重心肺疾患者;误服腐蚀性毒物(如强酸、强碱等)和有机溶剂(如汽油、煤油等)者。

⑱ 拒绝和烧烫伤"交朋友"

儿童是烧烫伤的高危人群,其中2~5岁儿童由于天性好奇多动、皮肤细嫩易伤和自我保护能力弱等原因容易发生烧烫伤。烧烫伤会给儿童带来巨大的生理和心理痛苦,同时也让家庭面临高额的治疗费用。

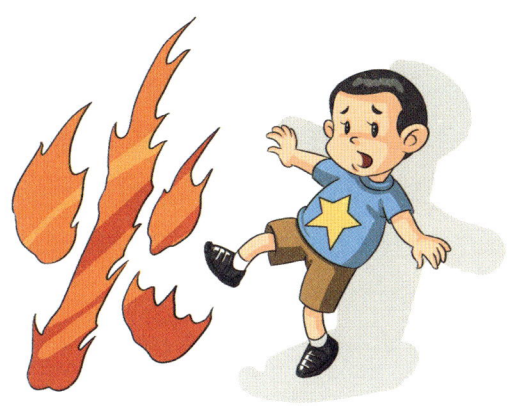

如何保护儿童免受烧烫伤

◆ 加强家长对儿童的照看

加强照看是公认的保护儿童免受伤害的重要手段。照看者应该是家人、教师或其他专职看护人员等成年人,让年龄大的儿童照看年龄小的儿童无法保证儿童的安全。对于低龄儿童,照看者应尽可能近距离陪伴并密切关注儿童在活动过程中的语言、表情和行为,积极预判,防止烧烫伤的发生。

◆ 减少家居环境危险因素

家居环境中存在一些容易被忽视又可能导致烧烫伤发生的危险因素。家人可对家居环境中潜在的烧烫伤危险因素进行排查。

● 所有房间

① 火柴、打火机等应放在儿童不易接触的地方,且应远离其他易燃易爆物品。

② 使用具有儿童保护功能的电插座或者使用电插座保护盖。

③ 及时收拾电器电线,不要向下悬挂,定期检查电线是否有磨损裸露,电池是否有泄漏。

④ 安装烟雾报警器。

● 厨房

① 厨房在做饭菜时应关门,防止儿童突然闯入。

② 高温或盛有热液的容器,如暖瓶、保温壶、电饭煲等,应放在儿童不

易接触且平稳牢固的地方，不要放置在桌子的边缘，也不要垫放桌布，带把手的容器应将把手向内放置，避免儿童拉扯碰撞导致容器倾翻造成烫伤。

③ 移动盛有热液的容器时，应远离儿童，避免热液外溢、喷洒、泼溅造成烫伤。

④ 燃气灶、煤气炉等不使用时应及时关闭总开关，避免儿童模仿成人点火。

- 卫生间

① 为儿童梳洗清洁时，应先放冷水，再放热水；使用时，成人应先用手尝试水温是否合适，再给儿童使用。

② 装有热水的容器，如桶、盆等，应及时遮盖封闭，避免低龄儿童跌入。

③ 水龙头使用后应放在冷水处，供应热水的管道或龙头应进行包裹或警示。

④ 消毒和日化用品应放置在儿童不易接触的地方。

⑤ 定期检查燃气热水器和取暖器。

- 卧室

① 成人不在床上吸烟。

② 白炽灯泡使用时温度高，应远离儿童摆放，尽量使用温度不高的节能灯、日光灯。

③ 使用电取暖时，周围不应放置儿童感兴趣的玩具，且远离易燃易爆物品。

④ 成人应陪伴儿童使用电暖器，睡前或使用完毕后应及时关闭，定期检查取暖设备。

◆ 提高儿童自我保护意识

向儿童讲解烧烫伤的危害和防护知识，提高自我保护意识。让儿童对温度高低有初步认识，学会在接触物品时有试探性动作，先确认温度高低，再接触使用。禁止儿童玩火、单独燃放烟花爆竹，培养孩子正确使用电器产品等良好习惯。

⑲ 烧烫伤处理陷阱，坑你没商量

发生烧烫伤后，正确处理十分重要，如果处理不当，可能会延误或加重伤害程度，甚至造成"二次伤害"。

常见的烧烫伤处理误区

◆ 涂抹异物

烧烫伤后，创面涂抹盐、蛋清、香油、酱油、牙膏、芦荟汁、鸡蛋清、蜂蜜、牛奶、咖啡和茶水等，这些用品不能起到缓解作用，反而会加重创面损伤，甚至导致感染；创面涂抹紫药水或红药水，这些药水不能很好地控制创面感染，反而会因颜色较深遮盖创面影响医生对烧烫伤深浅程度的判断；创面涂抹过氧化氢（双氧水）或酒精，过氧化氢一般在怀疑厌氧菌感染的情况下使用或用于较深的外伤伤口，而酒精会引起剧痛并加重烧烫伤的深度，长期应用甚至会导致创面经久不愈。

◆ 直接冰敷

烧烫伤后，直接使用冰块或冰包对创面进行冰敷。这种处理可能会造成冻伤。

◆ 酸碱中和

化学性烧伤后，采用酸碱中和的方式缓解。这种处理不能起到缓解作用，反而会因为酸碱中和过程中释放的大量热产生热烧伤，进一步加重伤情。

◆ 挑破水泡

烧烫伤后，挑破水泡，并撕去水泡表皮。这种处理可能会导致创面感染，影响创面愈合。

◆ 撕扯衣物

烧烫伤后，用力撕扯创面粘连的衣物。这种处理可能会把创面表皮同衣物一起撕下，加重伤情，增加感染风险。

烧烫伤后正确处理方法

◆ 冲

迅速用流动缓和的洁净冷水冲洗受伤部位一段时间，以便迅速释放接触皮肤的热量，减少热量向深层组织扩散，减轻局部渗出，避免或减少水泡的形成，但不要用冰块直接冰敷。

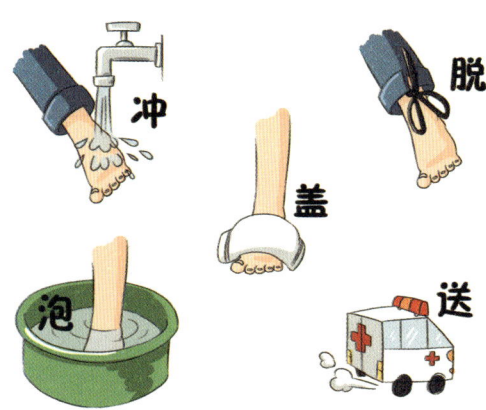

◆ 脱

边冲洗边轻柔脱去受伤部位的衣物，当衣物与创面粘连一起时，应轻轻除去或剪开衣物，切勿强行剥离撕扯，以免撕脱创面表皮而加重伤害。

◆ 泡

冲洗同时可用容器盛装洁净冷水浸泡创面，但勿让孩子进行全身浸泡，以免引起低体温。

◆ 盖

用清洁的纱布、毛巾、棉布、保鲜膜等轻轻覆盖创面。小水泡不用挑破，可自行吸收，大水泡或者在关节等活动频繁处及易摩擦处的水泡，可用消毒的棉花棒、针头、剪刀将水泡刺破或剪破，排干组织液，再覆盖创面。注意不要移除水泡上的表皮，以作为保护层。

◆ 送

尽快送到具有救治烧烫伤经验和资质的医疗卫生机构进行治疗。

20 警惕"低温"对儿童的温柔伤害

与高温烫伤相比，低温烫伤是人体长时间接触低热或中等温度热源造成从真皮浅层向真皮深层及皮下组织的渐进性损伤。低温烫伤通常因温度在可忍受范围内（44℃~50℃），往往容易被忽视，对儿童可能会造成更加严重的后果。

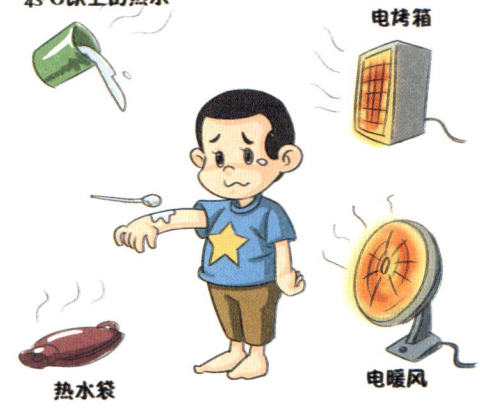

如何保护儿童免受低温烫伤的危害

◆ 泡脚或泡澡时，水温不宜高于45℃，时间不宜超过30分钟。

◆ 使用热水袋、暖宝宝或保暖贴时，不要与皮肤直接接触，应用衣物、毛巾等包裹隔离后使用，切忌睡觉时长时间使用。

◆ 使用各种电暖设备时，一定要购买正规厂家生产的合格产品，严格按照说明书操作。

◆ 使用电烤炉、电暖风机时，应与儿童保持一定距离，以感觉到温暖的距离为宜，一般不小于1米。避免长时间持续使用，应间断使用，并经常变换位置，避免局部皮肤温度过高。

◆ 使用电热毯时，温度不要设定过高，不要整晚使用，推荐使用空调或具有控温、控时功能的电热毯。

21 预防儿童触电的方法

电已经成为现代化生活不可或缺的能源，然而电也会给儿童带来后果不堪设想的危害。

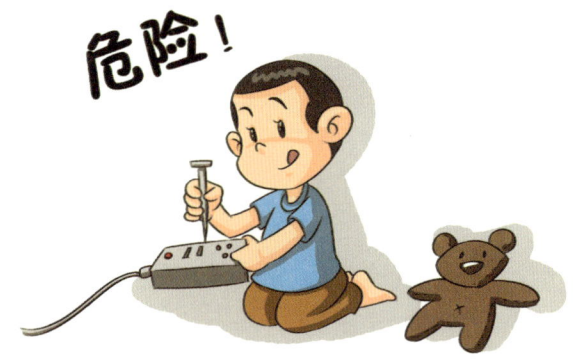

预防触电

◆ 远离电

让孩子远离电源，不要碰触插座的插孔，不要插入或拔出插头。不要接触电器，特别是电熨斗、电饭锅、电吹风机等发热的电器。

◆ 意识到水会导电

教育儿童水是导体，如果手湿的情况下接触到插座或电器，会有生命危险。给孩子用浴盆洗澡时，移开所有带电物品，避免电器落入水中导电。

◆ 选择安全的插线板。

选择带有电源开关，儿童无法把手指插入孔中，三项和双项插孔不是共用的插线板。三项和双项插孔共用的是不安全的插线板，这种插线板市面可能已经不再出售了，但应检查家里正在使用的插线板是不是这样的，要及时更换。

◆ 用插座保护盖，盖住所有不用的插孔。

22 孩子触电了，第一时间怎么办？

触电会导致心慌、头晕、四肢发麻、皮肤和皮下组织灼伤，还会引起心跳停止和昏迷。

孩子触电后，首先要尽快关闭电源，切断电流。不要触碰触电的孩子，人是导体，你也可能触电。用木棍、擀面杖、竹竿等非金属物体迅速将孩子和电源分开。判断孩子的生命体征，如果孩子感到心慌、头晕、四肢发麻，让孩子平卧休息，暂时不要走动。如果孩子面色苍白、神志不清，应迅速进行心肺复苏，同时呼叫他人协助拨打急救电话。

现场心肺复苏术主要分为三个步骤：开放气道、人工呼吸和胸外心脏按压。一般称为 ABC 步骤。

A 开放气道

- 压额 – 提颏法

一手放在孩子前额，轻轻压额将头略向后仰，以轻度伸展颈部。另一手手指（除大拇指外）放在下颏的骨性部分，将下颌向前、向上抬起。注意不要关闭口腔或推挤下颌软组织，可能会阻塞气道。如果看到污物，应立刻清除。

- 托下颌（伸展下颌）法

将 2、3 个手指放在双侧下颌角处，将下颌向前、向上抬起。若有第 2 个救护人员在场，则应有 1 人专门固定颈椎。

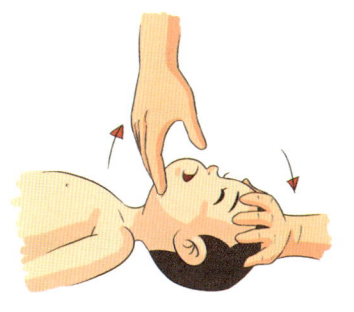

压额 – 提颏法

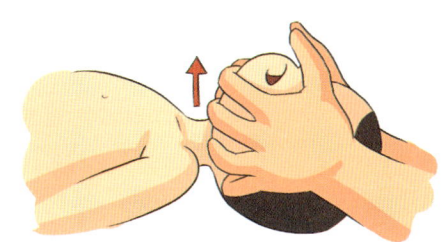

托下颌法

B 人工呼吸

- 口对口鼻人工呼吸法

1 岁的婴儿可用口对口鼻人工呼吸法。救护者的口应完全覆盖患儿口鼻形成封闭，以免漏气。

◆ 口对口人工呼吸法

年龄较大的孩子应进行口对口人工呼吸。救护者的口覆盖患儿的口，一手拇指及食指捏住患者鼻孔，其余3指放在前额以维持头后仰。给予孩子2次慢吹气，每次送气时间1~1.5秒。在第1次吹气后暂停一会儿，待胸廓、肺的弹性回缩自行完成呼气动作后，再给第2次吹气，每次吹气能使孩子胸部轻度抬起，表明送气量正确，且气道无阻塞。

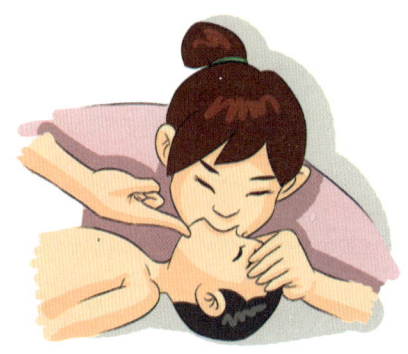

口对口鼻人工呼吸法　　　　口对口人工呼吸法

C 胸外心脏按压

胸外心脏按压需与人工通气同时进行，因而要协调胸外按压与通气比，单人施救时为30∶2；双人施救时为15∶2。为达到最佳的按压效果，患儿应仰卧于硬平面上。对婴儿而言，硬平面可以是救护者的手或前臂，以支撑婴儿背部。在单人复苏时，该手法能有效地抬高婴儿肩部，并使头轻微后仰，处于气道开放的体位，便于做人工呼吸。

◆ 婴儿胸外按压方法

① 救护者一只手固定婴儿头部（除非救护者的手在患儿背部），这样可以避免重放头部位置而延迟人工通气。

② 用另一只手按压婴儿胸部。按压部位应在胸骨下1/2处，其体表位置在双乳头连线正下方之胸骨上。要避免按压剑突，以防损伤肝、胃或脾，每次放松按压时不要移动手指位置。

③ 用两三个手指进行按压，使胸骨下陷深度达胸廓前后径的 1/3~1/2。

④ 无论成人患者还是患儿，按压频率均为 100 次/分钟，新生儿 120 次/分钟。由于人工通气时要停止胸外按压，所以实际每分钟约接受 80 次按压。

⑤ 按压与放松的时间相等，以利血液回流入心。按压有效的可靠标志是能触及大动脉搏动。

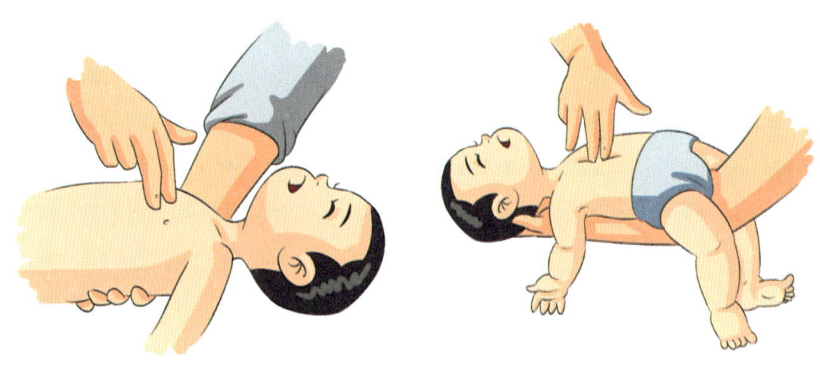

婴儿胸外按压

◆ 儿童胸外按压方法

大于 1 岁的孩子，胸外按压方法除上述婴儿胸外按压方法第②、③项之外，基本与婴儿相同。按压部位为患儿两乳头连线中点的胸骨上；将另一手的掌根部放于此位置(掌根长轴应在胸骨长轴上)，手指抬起，肘关节伸直，利用肩背力量用掌根进行按压，并注意避免按压剑突。为加强按压力度，必要时与成人相同，将两手掌根重叠放置于胸骨上进行按压。

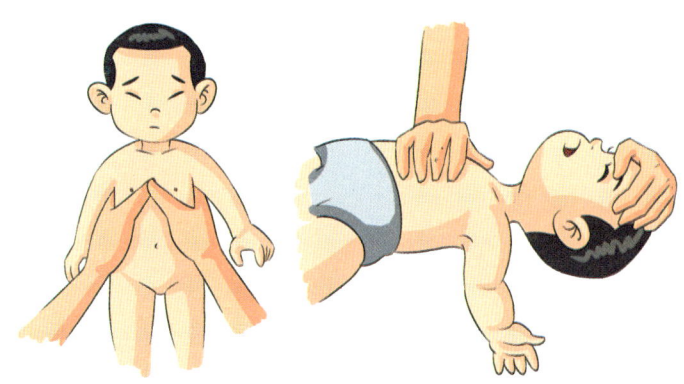

儿童胸外按压

23 别让温暖的婴幼儿床成为危险的"摇篮"

跌落是儿童最常见的伤害,年龄较大的孩子可能从阳台、运动器械、树上等处跌落,年龄小的婴幼儿更容易从床、沙发、椅子、儿童座椅、楼梯等处跌落。跌倒是孩子在学习站、走、跑过程中的必然经历,多数跌倒发生后不会造成严重伤害,但有时却能造成脑震荡、骨折、残疾甚至死亡等非常严重的后果。

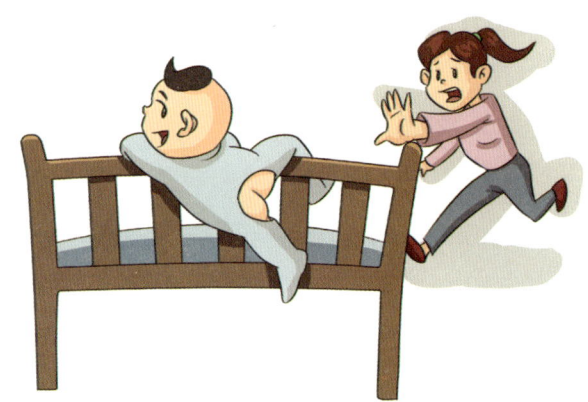

很多父母选择用婴儿床安置自己的宝宝,他们认为婴儿床装有护栏,宝宝在里面十分安全。但您可能不知道,婴儿床就是跌落伤的高发危险区域之一。如果您正在或即将使用婴儿床,请赶快看看下边这些安全要点,不要让温暖的婴儿床成为宝宝危险的"摇篮"。

◆ 床栅栏条间距离适当

栅栏条间宽度太宽,孩子的头部可能会卡在栅栏条间,或者孩子可从栅栏钻出而坠床。

◆ 床头板、围栏、围板应不易攀爬,不要有可能卡住孩子头部的造型设计

有些婴儿床过于追求美观、时尚,床头板有较多的花纹、镂空、间隙等设计,孩子容易攀爬、翻落,也可能导致孩子头部、身体被卡住。特别提醒家

长：不要在婴儿床围栏和挡板上使用过多的装饰，不给孩子提供翻越的条件。

◆ 一定锁好婴儿床侧面的围栏或栏板的卡锁

床侧栏一定要固定好，避免因固定不佳造成孩子坠床。建议使用侧面围栏不能拆卸、侧面围栏高度不能降低的床。

◆ 零部件质量好、安装牢固

零部件本身破损，或者容易脱落，可能造成孩子划伤、扎伤、窒息等；特别是应经常检查螺栓、螺母的牢固程度，如果关键固定部件的零件有损毁，会降低整个婴儿床的稳定性和安全性。

◆ 木板有一定坚硬度，固定要牢固

床板使用的木板硬度差或者固定不牢固，孩子在床里蹬、跳时可造成木板断裂、变形，都会增加伤害发生的风险。

除上面提到的危险，家长还要注意婴儿床不应有锐利边缘、尖端和突出物，防止孩子被扎伤、划伤；不要在婴儿床上放置易脱落零件的玩具和儿童用品，以防孩子窒息；不要在床上系绳带，以免绳带勒住婴儿的四肢或颈部，从而造成局部缺血坏死或窒息；婴儿床的摆放应远离窗台、电源 / 电线、电暖气等热源或电器。婴儿床附件的地面可铺设地毯、软垫等，可减轻跌落时造成的损伤。

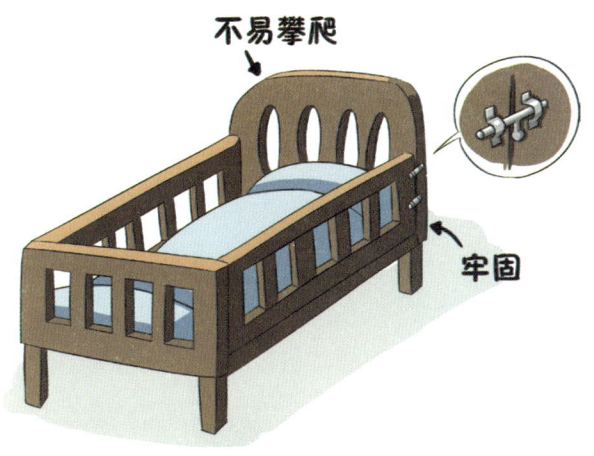

24 别再让孩子坠楼的悲剧重演

有媒体报道："某妈妈下楼取快递，其7岁孩子从自家阳台坠落，不幸身亡"。类似的儿童坠楼事件屡见报端，相信每个家长都或多或少听说过。儿童坠楼是儿童伤害里最为严重的一类，往往造成残疾、死亡等较为严重的后果。想让孩子坠楼的悲剧不再发生，需要成人采取积极行动，加以预防。

如何降低孩子发生坠楼的可能性呢？

◆ 对孩子进行必要的跌落安全教育

教育重点是告知孩子高处的危险所在，有哪些危险的环境不能去，有哪些危险行为不能做。

◆ 加强有效看护

不让孩子独自待在家中，也不应让年龄大的孩子照看年龄小的孩子，对孩子的看护应该是专心看护、近距离看护。漫不经心地看护无法有效保护孩子的安全，家长不要在做家务、看手机、忙工作的同时照看孩子。

◆ 为窗户安装窗户限位器和护栏

可以给窗户加上窗户限位器，限制窗户的打开程度，打开宽度以保证孩子不能从窗户出去为限。给窗户加装护栏是被科学证明有效预防儿童坠落的方法，条件允许的家庭应尽量给家中窗户加装护栏。安装时应注意选择质量好的护栏产品，注意安装护栏时应考虑孩子体型大小，孩子不能从护栏间距穿过，护栏设计也应不易攀爬。另外，还要考虑遇到火灾等突发事件时需要预留的逃生途径，护栏不应是完全封闭的。

◆ 房屋装修时以保证儿童安全为第一原则

有些家庭在装修时，一味追求美观，将原本符合建筑设计规范的阳台护栏、窗台任意改造；降低原有护栏、窗台高度；或将原本儿童不宜攀爬的竖直护栏，改为花纹复杂、图案时尚但儿童容易攀爬和翻越的漂亮护栏，这样做大大增加了儿童坠楼的风险。

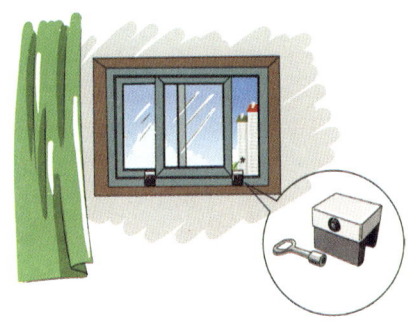 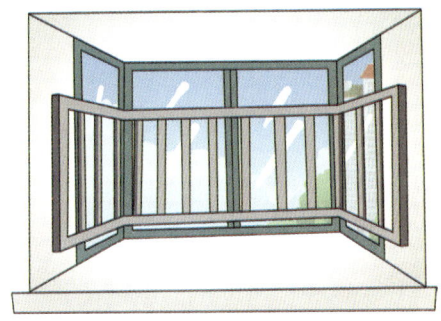

◆ 家具摆放不应为儿童爬上窗户提供便利

家具摆放时，不在阳台、窗户附近摆放沙发、椅子、小桌等儿童容易攀爬的家具，不给孩子爬上窗户和阳台提供便利条件。

25 如何把购物的喜悦和孩子的安全一起"推"回家

2016年，一位妈妈带着3岁的女儿去超市购物时，她的孩子没有坐在可折叠的儿童座位板上，而是随便坐在购物车内。孩子想去洗手间，并直接从购物车里站起，大半个身体探出购物车，结果头朝下从购物车侧面重重地、直接摔到地面上，孩子当时大哭不止。回家后孩子不再哭闹，但出现了头晕、呕吐、站立不稳等情况。家人马上把孩子送往医院，经诊断：孩子颅骨骨折，颅内出血，可能有生命危险。

类似的案例您可能亲身经历过，也可能在媒体上看到过，这在生活中并不罕见。

如何让孩子安全乘坐购物车？

◆ 使用购物车前，请检查购物车质量

购物车的使用率很高，出现损毁并不少见。父母在把孩子放入购物车前，请认真检查购物车，如车架是否变形、脱焊，是否有尖锐的突出物，儿童座椅是否完整、无破损，安全带是否有效，四个车轮转动是否灵活，刹车功能是否正常，等等。

◆ 儿童应坐在购物车的儿童座位内，并使用安全带

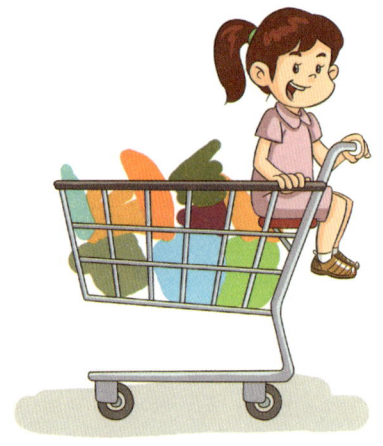

一般购物车都会设有折叠的或非折叠的儿童座位，使用时请将孩子两腿分别放入座板前的空格内，并务必系好安全带。

◆ 购物车并不适合所有孩子

太高、太重的孩子不应再乘坐购物车。孩子太高，重心偏高，一旦在购物车内站起或试图站起，容易失去平衡而跌落。太重的儿童容易造成购物车翻倒。购物车上一般会标有警示语，如"最大乘坐重量15公斤"等，请按照使用说明使用。

◆ 不单独留孩子在购物车内

任何时候不要单独留孩子在购物车内，超市内人多、危险物品多，孩子好奇心强，一旦在购物车内蹦跳、起身取物等，都易造成危险。

◆ 不要让孩子在购物车内站立

购物车不是一个稳定的支撑面，孩子在购物车内站起、活动，身体容易失去平衡；购物车行进过程中、上下电梯过程中如遇地面凹凸不平，突然急停时，孩子若处于站立位，很容易头向下发生坠落。此外，孩子站在购物车内，也容易自行攀爬，翻越购物车，这些行为都增加了购物车翻倒、孩子跌落的可能性。

26 如何防止自动扶梯给孩子造成伤害

自动扶梯是公共场所常见设施，为人们提供了很多方便，但儿童因自动扶梯而受伤，甚至致残、致死的案例也时不时出现在各类媒体上。有的孩子

甚至把自动扶梯当成娱乐设备，在自动扶梯上或自动扶梯附近玩耍；有的孩子甚至在自动扶梯上"比胆量""试身手"，做出各种危险动作。

自动扶梯给儿童造成的伤害

◆ 跌倒/坠落

如电梯出现逆行时人们易跌倒，大人怀抱幼儿乘梯过程中孩子从大人怀抱跌落，儿童在扶梯上逆行、追跑、打闹而跌倒等。

◆ 踩踏

如人群拥挤，因有人跌倒、电梯突然停止而造成人群踩踏。

◆ 挤压伤

如儿童将头、手伸出电梯扶手范围外，被电梯与周围建筑、物体夹伤。

◆ 机械伤

孩子手、脚等进入自动扶梯连接处缝隙，造成机械性损伤。

◆ 其他

如自动扶梯上尖锐或突出物造成的锐器伤；孩子身上的帽带，鞋带被卷入扶梯台阶，造成局部组织扭伤、缺血等损伤。

家长要认真教会孩子这些技能

◆ 乘梯前，确保系好孩子的鞋带、衣带、围巾、身上挂件、书包带等，整理好孩子手里的玩具，远离自动扶梯夹角，防止被扶梯卷入、卡住。

◆ 上、下自动扶梯时应果断，快速、稳步进入和离开；身高够高的孩子在乘自动扶梯期间要一直扶好扶手。

◆ 携带婴幼儿乘梯时，家长不要逗能，不要同时抱两个孩子乘梯。要防止孩子突然乱动或挣脱，最好一手扶稳自

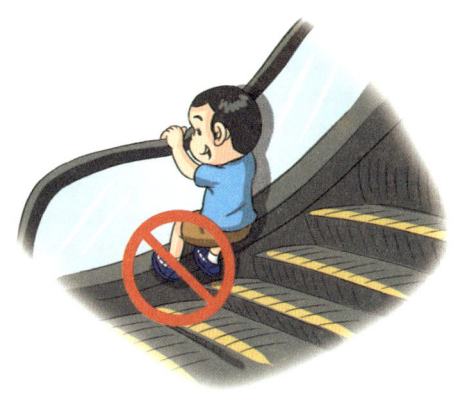

动扶梯扶手，另一手抱紧孩子，防止孩子突然挣脱。
- ◆ 携带孩子乘梯时，成人必须一直牵着他的手，抓牢孩子。
- ◆ 站在自动扶梯中间位置，不要过于靠前或靠后，防止在扶梯末端被卡住。
- ◆ 绝对禁止儿童在扶梯上玩耍、逆行、打闹、猛跑、蹦跳。
- ◆ 不要将头、手或随身携带物品伸出扶手外侧。
- ◆ 离开自动扶梯后，不应在离开区域停留，防止阻碍后面行人，而发生跌倒、踩踏。
- ◆ 为预防紧急事件发生，应当告知孩子自动扶梯的紧急关停按钮在哪里、如何使用，但要强调不能随意使用紧急关停按钮。

27 运动锻炼为健康，保证安全是底线

运动伤害在青少年中常见、多发，可导致扭伤、出血、脱臼、骨折，并因此而致残，严重的还能造成死亡。儿童进行运动锻炼，为的是增强体质，体会快乐，但如果不注意运动安全，在运动过程中受伤，会让你失去健康和快乐。因此，请每位家长、教师、儿童、青少年牢记：保证安全是运动锻炼的底线。

国内的一项调查显示，青少年运动伤害发生的原因主要包括：技术动作错误、运动前准备活动不足、疲劳状态下运动、场地或器材状况差、在对抗运动中受伤、自身身体素质差、运动时保护不力等。

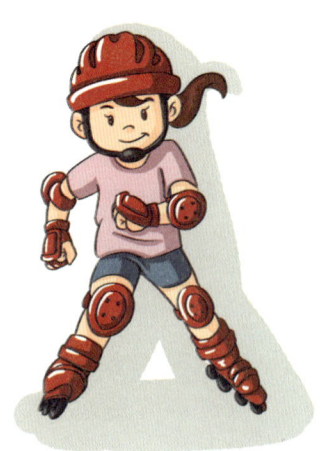

如何降低运动伤害的风险？
- ◆ 运动前要先热身

在运动前做些准备活动，热热身，可以提高

中枢神经系统的兴奋性，增强各器官系统的功能活动，使人体从相对的静止状态过渡到紧张的活动状态，让身体更适应即将来临的运动。不热身或热身不充分，是造成运动损伤的重要原因之一。

◆ 使用适当的运动防护用具

如在滑冰时佩戴头盔、护肘、护膝；在踢足球时佩戴护腿板；在骑行越野自行车时佩戴头盔等。请注意，佩戴的防护设备一定要大小合适，按照使用说明正确佩戴，否则无法发挥保护作用。

◆ 了解自己的身体状态

运动不逞强，不带病运动，不疲劳运动。儿童、青少年切记，不要进行无畏的尝试，如单双杠等需要一定技术基础的运动，不要逞强冒险，不要轻易尝试有难度的动作。生病、疲劳状态下应主动休息，停止运动。

◆ 运动前检查环境中的危险

运动前检查运动设备、场地有无可能的危险。发现场地坑洼不平、设备破旧老化、环境湿滑危险就应放弃运动。

◆ 穿着合适的运动服装和鞋

运动时应穿适合自己身材大小的运动服和运动鞋；不在身上携带钥匙等尖锐、坚硬的物体和饰品。如果条件允许，平时戴眼镜者，运动时应换上运动眼镜。

◆ 提前学会一些急救技能

常见的运动伤包括扭伤、脱臼、出血、骨折等。平时应主动学习一些针对这些伤害的急救知识和技能，在自己或他人受伤时，第一时间给予正确救治。

28 你知道孩子进行体育运动的"高危环境"吗？

一部分运动伤害的发生，是因为运动环境中的危险因素造成的，这些环境危险因素往往是可以被提前发现和清除的，也就是说，因为环境中的危险因素而造成的运动伤害是可以避免的。

环境中的危险因素很多，包括运动场地、运动器械、运动设施、毗邻环境，甚至还包括物理化学环境。较小的儿童运动时应有成年人陪伴和监护，若想不因环境中可能的风险而在运动中受伤，请注重培养孩子在运动前检查运动环境的好习惯，并从带领孩子一起排查运动环境危险因素开始：

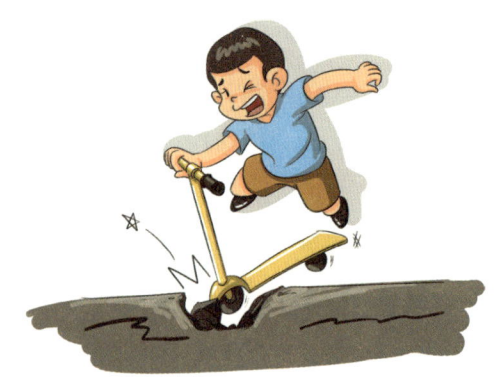

◆ 选择运动场所要远离危险

户外场地运动时请注意远离道路、建筑工地、山体、水体；目前较流行的跑步，应选择安全的路线，最好在远离车辆、比较封闭的公园道路进行；如果在晚间跑步，还要注意选择照明条件好的路段。其他活动选择场地时尽量避开有坡度的场地，减少跌倒的风险。

◆ 运动地面要平整无障碍

请在运动前检查场地有无凹凸不平的地方，有无凸出或下陷的井盖、排水孔洞，有无影响运动的台阶、沟坎、裂缝，有无翘起的地垫，有无影响运动的砖头、碎石等杂物，有无玻璃等尖锐物品。一旦发现应及时清除或隔离。

◆ 运动器械、运动设施应无质量问题

使用杠铃、单双杠等运动器械和运动设备前先检查器械和设备有无老化、松动、破损、摇摆、不稳等状态，运动设备有无突出的尖锐部件。一旦发现应放弃使用，不能存有侥幸心理。

◆ 环境条件差、天气不良时运动更危险

无论在室内还是在室外，温度过高或过低，湿度太大，风速过快，或运动环境受到强光、噪声等不良理化环境影响，都能影响运动时的反应和技术动作，容易造成损伤。大雨、大雪、雷电、台风、雾霾等恶劣天气时应停止运动。

29 运动时骨折不要怕，积极处理减损伤

骨折是运动伤害中较为严重的一类损伤，其后果比较严重，现场处理有一定难度，需要掌握一定的急救知识和技能。下面我们来看看，一个没有专业背景的普通人，在运动过程中遇到自己或者别人发生骨折时，能做些什么？

◆ 保持冷静

骨折时一定会非常疼痛，如是开放性骨折（骨折部分皮肤破损，骨折端与外界空气接触），损伤处还会有出血。保持冷静的心态，是保证正确处置损伤、减少操作错误、争取急救时间的关键。如果是别人发生骨折，即使你不会任何急救技能，也应该尽量安抚伤者，避免伤者自己慌乱影响救治或造成二次伤害。

◆ 积极求救

在发生骨折时，应该尽量寻求帮助，可能的救助对象包括：打120急救电话，向专业机构求助；找一起运动的人、路过的人共同处理等。

◆ 判断伤情，先救命，后治伤

骨折的类型很多，骨折时还可能伴随其他伤害，作为没有医疗专业背景的普通人，应该以先救命、再治伤为原则，进行现场救治。就是说，运动伤害现场，首先要关注受伤者的呼吸和心跳是否停止、有无大出血、有无意识等可能致命的损伤，及时进行心肺复苏、止血等挽救生命的操作。在没有危及性命的情况下，再处理各类损伤。

◆ 进行止血、包扎

如果骨折是开放性的，应首先进行止血和包扎处理。止血方法多样，医院外现场常用的有指压止血法、加压包扎止血法，应根据损伤情况采用

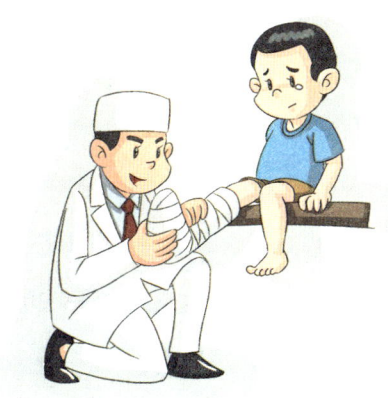

不同方法。现场对损伤的包扎应利用现场可能获得的资源，如干净的毛巾、洁净的保鲜膜等。

◆ 固定患处

正确良好的固定能减轻病人疼痛，防止进一步损伤，为转移搬运奠定基础。现场一般没有条件使用颈托、脊柱板等设备固定，往往只能利用现场能够找到的木板、硬纸板、树枝、杂志等作为临时夹板。固定时应遵循主要的原则是：

① 随时检查意识、呼吸、脉搏和严重出血情况并处理。

② 夹板长度应能将骨折处上/下一个关节一同固定。

③ 骨折端如有暴露，不要拉动，不要送回伤口内。

◆ 小心谨慎地搬运

搬运不当可能造成比骨折本身更为严重的后果，比较突出的问题就是脊柱受伤后，由于不正确的搬运，加重脊柱损伤，造成瘫痪，如无把握，不要轻易尝试。搬运应遵循下列原则：

① 随时检查意识、呼吸、脉搏和严重出血情况，并进行处理。

② 先止血、包扎、固定，后搬运。

③ 如无必要，不要移动伤员。

④ 使脊柱和肢体在一条轴线上，防止损伤加重。

骨折的处理需要根据不同病情而开展不同应对措施，对于非医疗专业人员来讲，应该实施力所能及的救助，本着先救命、再治伤的原则，积极寻求帮助，及时送专业医疗机构救治。

30 若不了解这些情形，孩子可能会窒息丧命

窒息是导致儿童意外死亡的主要原因之一。孩子的身边潜藏着许多能够导致窒息的"犯罪分子"，我们将其称为儿童窒息危险因素。由于成长发育阶段

不同，导致婴儿（1岁以内）及幼儿（1~5岁）窒息的危险因素不尽相同。如果能够避免这些危险因素，那么就可以保护儿童免受窒息的危害。

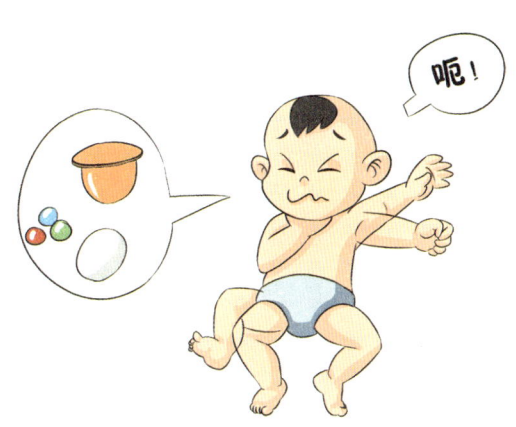

导致婴儿窒息的危险情境

婴儿的活动能力非常有限，婴儿窒息主要是因为家长照顾不周或护理婴儿的行为不正确造成的。下列情况容易导致婴儿窒息：

- 婴儿睡在松软的被褥上，或周边有松软的枕头、填充玩具等，这些物件有可能会盖住婴儿口鼻。
- 婴儿与父母同床睡觉，成人的被褥可能会盖住婴儿口鼻，或是成人睡熟后无意翻身压住婴儿的口鼻。
- 妈妈哺乳时睡着或没有时刻关注婴儿，导致乳房堵住婴儿口鼻。
- 妈妈奶水太冲或是奶瓶的奶嘴孔太大，奶汁流速过快呛入婴儿气管。
- 婴儿照料者喂奶后没有拍嗝，婴儿溢奶后奶水吸入气管。
- 脖子上悬挂的饰物或绳子绞勒导致窒息。
- 给婴儿喂的食物（如果冻块、蛋黄等）导致窒息。

导致幼儿窒息的危险情境

幼儿对危险完全不自知，缺乏行为控制能力，好奇心强，喜欢将物品放入口中，幼儿窒息主要是异物阻塞呼吸道造成的。此外，连帽衫拉绳也多次被报道是害死儿童的危险品。下列情况容易导致幼儿窒息：

- 给孩子喂食不恰当的食物，或是大人不注意时孩子接触到了危险的食物，导致呼吸道被阻塞。这些食物大多为圆粒形的食物，如花生、瓜子、果冻、桂圆、葡萄、枣、硬糖或者药片、胶囊等。

- 孩子接触到小的物品或是玩具中有小部件，这些异物导致呼吸道阻塞。这类异物多为幼儿生活环境中接触到的物品，如硬币、玻璃珠、纽扣、螺帽、笔套、玩具的小零部件等。
- 穿带有拉绳的连帽衫对孩子存在安全隐患。衣服颈部的绳带可能缠绕在孩子的脖子上造成窒息。而且，在游玩时，带子可能会勾住扶梯、滑梯、移动的车辆而造成危险。

31 孩子发生异物窒息，第一时间怎么办？

当孩子发生窒息后，要让孩子用力咳嗽或呕吐，将异物排出。若孩子无法自行将异物咳出，立即进行急救。首先检查孩子口中有无呕吐物或其他食物残渣，清理口中的残渣；若呼吸停止，则立即实施心肺复苏术。对于不同年龄段的孩子来说，急救的方法不尽相同。

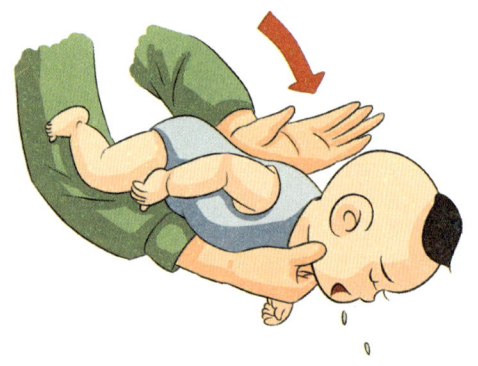

2岁以下的孩子

如果孩子不满2岁，可用背部拍击法，立即把孩子身体前屈60度，俯伏于父母的前臂上或膝盖上，头部下垂，保持头与颈部的位置稳定。叩击孩子左右肩胛骨之间的背部数次，以促使异物的排出。检查口腔，如果可以看到嘴里的异物，应迅速用手指从口腔一侧钩出。

2~5岁的孩子

如果孩子2岁以上，可以用海姆立克急救法进行急救，从背后抱住孩子，双手交握，放在孩子腹部正中，猛地向上用力压迫腹部，利用冲击腹部——膈肌下软组织，产生向上的压力，压迫两肺下部，从而驱使肺部残留空气形成一股气流，将堵住气管、喉部的食物等异物驱除。父母也可采取坐位，让儿童背靠父母，坐在腿上，头略低，张开嘴，父母将双手示指和中指放在患儿的上腹部，用力向后方冲击性的挤压，可反复有节奏地进行数次。

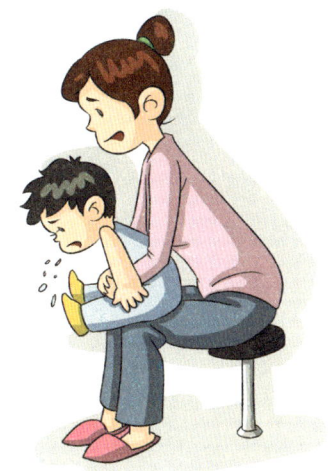

5 岁以上的孩子

如果孩子年龄较大，父母可站在孩子背后，搂住孩子腰部，使孩子处于前倾位，头部略低，嘴张开，父母用右手拇指的根背部顶在患儿上腹部，左手叠于右手之上，间断向患儿的胸腹部上后方用力挤压，借助膈肌压缩肺脏，产生气流冲击将气管内异物排出。

错误的做法

- 将婴儿双脚抓起倒吊从背部拍打，此法不仅无法将气管异物排出，还会增加婴儿颈椎受伤的危险。
- 在孩子直立时拍击其后背，这会将异物震落气管更深处。
- 异物卡在孩子咽喉部位时用手指掏异物，可能会将异物推向更深处。

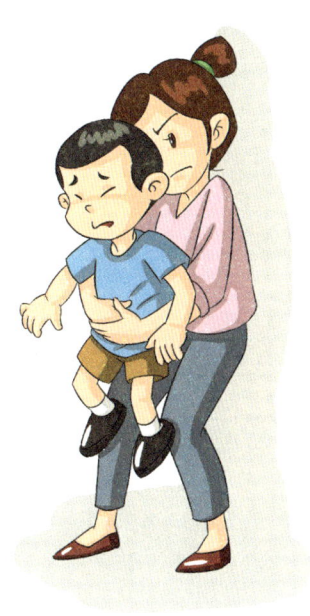

32 你做过的这些可能激怒狗的行为吗？

狗咬伤、抓伤人的事件屡见不鲜，儿童体型小，身体、认知处在发育过程中，生活经验少，缺乏对危险信号的识别和处理，是被狗伤害的高危人群。狗与狗之间的沟通有自己的方式和方法，它们不懂人类的语言，更多地依靠嗅觉、视觉、听觉等交流和获取信息。狗的行为、眼神、表情可能都代表不同的含义。

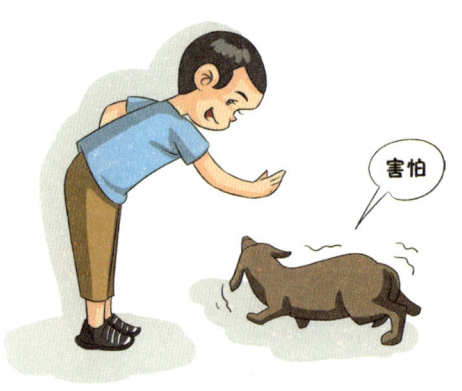

这些行为千万不要做

◆ 不招惹、挑逗、欺负狗

儿童好奇心强烈，喜欢尝试冒险行为，一些孩子还会主动地招惹、挑逗甚至是欺负狗，狗出于本能反应或保护自己而进行反抗，会造成伤害的发生。

◆ 远离无主犬或流浪犬

由于各种原因，我们生活中可能遇到一些没有主人的狗或者流浪狗，它们没有人照顾和管理，卫生条件差，不常与人接触，甚至常常受到人们的驱赶，更可能把人类的正常行为当作挑衅或袭击，也就更容易对人发起攻击，从而造成伤害。

◆ 不打扰睡觉、吃饭、哺乳的狗

人类在从事某项活动时不喜欢被打扰，狗也一样，在狗狗睡觉、吃饭或者喂养小狗宝宝的时候，最好不要找它们玩，也不要打扰它们，让它们美美地睡一觉、痛快地吃一顿或者专心喂养小狗宝宝是最好的选择，否则，即便你是狗狗的主人，它们也可能会出自本能反应而袭击你。

◆ 不让儿童单独与狗相处

成人要尽到监护和照看责任,不让儿童特别是低龄儿童与狗单独相处。

小贴士

根据狗的不同行为特征教会儿童正确做法

狗的行为特征	正确做法
闻/嗅是狗的一种交流方式	在抚摸狗之前,先让它嗅嗅你
狗喜欢追逐运动的物体	不要从狗身边跑过
狗比人类跑得快	不要试图用跑来摆脱狗
尖叫可能激起狗的掠食行为	在狗接近时保持冷静
狗可能将新出生的婴儿看作家庭的入侵者或附属物	婴儿或低年龄儿童最好不要拥抱或者亲吻狗
直接的对视可能被狗认为是一种挑衅	避免与狗对视
正在打架的狗会攻击任何靠近的物体	不要试图阻止两条正在互相撕咬的狗

23 恶狗来了别惊慌,以静制动这样做

你或孩子有没有过这样的经历:自己一人或者和朋友在走路、玩耍、坐着休息,这时突然有陌生的大狗靠近你,你心里有些恐惧,不知道如何处理,是现在转身就跑,还是喊人帮助,或者寻找砖头准备自卫……

假设有几个孩子在室外做游戏,突然不知从哪里来了一条陌生的狗,而且是身高体大、目露凶光的"恶狗",孩子无法确定狗是否会对他们发起攻击,这时孩子们怎样才能将被狗袭击的可能性降到最低呢?通常情况下,狗比人类跑得快,而且突然的猛跑容易刺激狗的追逐和袭击,想通过逃跑的方式避免这次袭击可能性不大,采用"以静制动"的方式也许更能保护自己,

下面的要点要记牢。

- 尽量保持镇静,不要大哭或者喊叫,这些行为都会刺激狗。
- 把自己"变成"一棵树。保持不动,立正站直,双手握拳并贴近下巴,前臂和肘部紧贴身体,用手臂保护好脸部和颈部,两脚并拢站好。
- 眼睛不要盯着狗看,眼睛看前方就行。
- 如果孩子在躺着时被攻击,要将面部朝下趴好,两脚并拢,双手握拳放在头后,用前臂盖住耳朵以保护其免受伤害,保持这一姿势,安静不动。
- 孩子在做自身防护措施时,任何动作要慢,以免刺激犬类发出攻击。
- 狗可能很快对孩子失去兴趣离开,这时才能恢复正常活动,立即找到成年人,并告知事情经过。如果被狗抓伤或咬伤一定要告知家长、老师等照看者。

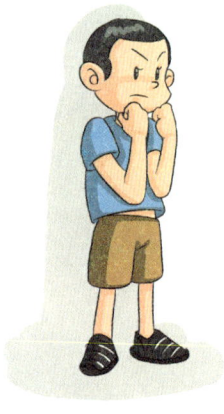
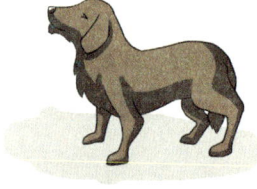

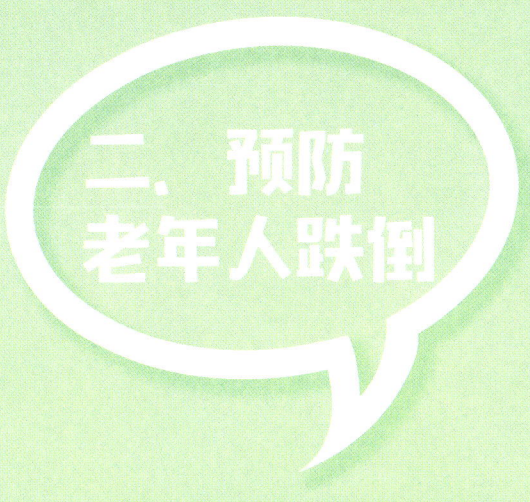

二、预防老年人跌倒

34 一起来测测老年人跌倒的风险吧!

你和周围的老年人,是否曾在日常生活中发生过跌倒?

有些老年人可能亲身经历过跌倒,或听说其他老年人发生过跌倒。为什么年纪相仿的老年人中有些人从未发生过跌倒,而有些人却经常跌倒呢?这是因为每个老年人发生跌倒的原因是不同的。例如,身体状态衰弱、患有影响平衡功能的疾病、同时服用多种药物、家居环境地面不平或有障碍物等,都会大大增加发生跌倒的可能性。

可以使用下面的《老年人跌倒风险自评表》评估一下老年人日常生活中发生跌倒的风险。

小贴士

老年人跌倒风险自评表

如果你有下列情况,请在相应条目前的□里画√。
- □ 年龄大于60岁
- □ 以前发生过跌倒
- □ 行走时需要使用辅助设备,或需要扶家具、墙、扶手等
- □ 跨台阶、跨越障碍物有困难
- □ 使用精神类药物(如镇静药、催眠药、安定药、抗抑郁药、抗焦虑药等)
- □ 使用心血管药物(抗高血压药、利尿剂、血管扩张药、降糖药、抗帕金森药等)
- □ 同时使用四种及以上的药物
- □ 经常感到头晕、乏力
- □ 视力不良
- □ 患有足部疾患
- □ 患有痴呆、帕金森病、卒中等疾病
- □ 患有抑郁症或经常感觉心情不好
- □ 担心、害怕跌倒
- □ 家居环境中有障碍物、湿滑,光线或照明不好

表中的"√"越多,表示发生跌倒的风险越大。

35 老年人跌倒不可怕，了解原因可预防

是什么原因让老年人更容易发生跌倒呢？其实，这些原因就是我们常说的"跌倒危险因素"，主要包括两方面：一是老年人自身身体状况不佳，即内在危险因素；二是老年人日常所处的环境不安全，即外在危险因素。存在的危险因素越多，老年人发生跌倒的可能性就越大。

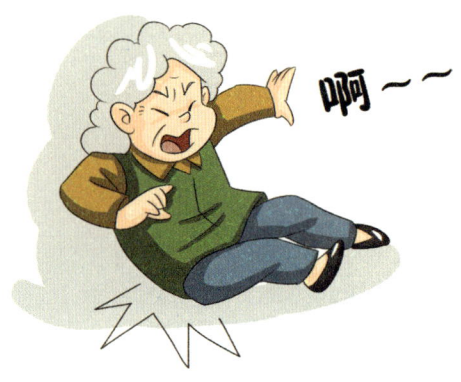

内在危险因素

增加老年人跌倒风险的内在危险因素主要包括：生理因素、病理因素、药物因素以及心理因素。

◆ 生理因素

人体的自然衰老，会引起步态及平衡功能下降，感觉系统、中枢神经系统蜕变以及骨骼肌肉系统功能损害和退化。

◆ 病理因素

老年人如患有容易引起跌倒的疾病，跌倒的风险也会增加。例如：神经系统疾病，如卒中、帕金森病、脊椎病、小脑疾病、前庭疾病等；心血管疾病，如体位性低血压、脑梗死、小血管缺血性病变等；影响视力的眼部疾病，如白内障、偏盲、青光眼、黄斑变性等。

◆ 药物因素

催眠药、安定药、抗抑郁药等药物可以影响人的神智、精神、视觉、步态、平衡等方面，从而引起跌倒。如果老年人服用这些药物，或同时使用四种以上的药物，药物的副作用或药物之间的相互作用将增加跌倒的风险。

◆ 心理因素

老年痴呆、沮丧、抑郁、焦虑情绪及其导致的社会隔离，均会增加老年人跌倒的风险。

外在危险因素

增加老年人跌倒风险的外在原因主要是环境危险因素。

◆ 室内环境

老年人家中灯光昏暗、地面不平或湿滑、障碍物挡道、家具摆放不合适、椅子未安置扶手等，均会增加老年人在家中发生跌倒的风险。

◆ 室外环境

老年人所处的社区中公共硬件设施缺乏修缮、道路不平、台阶不规则、缺乏井盖等，也会增加老年人跌倒的风险。

有些老年人认为跌倒是自己"倒霉"，跌倒是"意外"，只能"听天由命"，实则不然！老年人跌倒并非意外，跌倒是可以预防的。全世界的许多研究都证实了这样一个事实：通过采取科学的方法，老年人能够预防跌倒的发生。很多老年人都因为积极进行体育锻炼、合理用药、对会引起跌倒的疾病进行治疗、主动使用拐杖等辅助工具、有针对性地改变日常行为习惯以及对居住环境进行改善，很好地预防了跌倒的发生。现在，请你在心里确立一个重要理念：事出有因，跌倒不是意外；未雨绸缪，跌倒可以预防！

36 你的平衡能力还好吗？

平衡能力是人体的一项重要生理功能。人的运动几乎都是在维持身体平衡的状态下进行的。随着人体的衰老，机体的感觉系统、运动系统功能发生退变，骨骼肌肉结构功能逐渐损害和退化，中枢神经开始退变。这一系列生理性退行会引起老年人肌力、感觉、反应能力、平衡能力、步态及协同运动能力的下降,跌倒风险上升。此外,患有某些疾病也会影响人体平衡能力,增加老年人跌倒的风险。

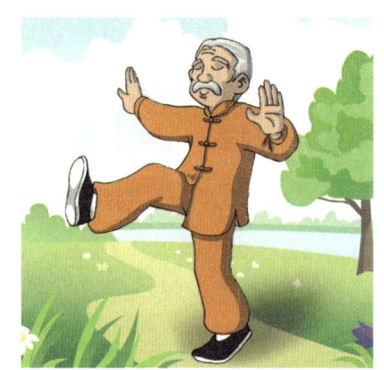

你或周围的老年人,是否出现过走路不稳、需要使用拐杖行走、跨越障碍物困难、上下楼梯有困难等现象?那可能就是身体的平衡能力出了问题,请使用《老年人平衡能力测试表》评估一下平衡能力吧。

小贴士

老年人平衡能力测试表

第一部分:静态平衡能力

(说明:按描述内容做动作,尽可能保持姿势,根据保持姿势的时间长短评分)

测试项目	描述	评分标准	得分
双脚并拢站立	双脚同一水平并列靠拢站立,双手自然下垂,保持姿势尽可能超过10秒钟	0分:≥10秒; 1分:5~9秒; 2分:0~4秒。	
双脚前后位站立	双脚成直线一前一后站立,前脚的后跟紧贴后脚的脚尖,双手自然下垂,保持姿势尽可能超过10秒钟		
闭眼双脚并拢站立	闭上双眼,双脚同一水平并列靠拢站立,双手自然下垂,保持姿势尽可能超过10秒钟		
不闭眼单腿站立	双手叉腰,单腿站立,抬起脚离地5厘米以上,保持姿势尽可能超过10秒钟		

注意:在做闭眼测试时应确保安全,最好旁边有人保护,以免跌倒。

第二部分：姿势控制能力

（说明：选择一把带扶手的椅子，站在椅子前，坐下后起立，按动作完成质量和难度评分）

测试项目	描述	评分标准	得分
由站立位坐下	站在椅子前面，弯曲膝盖和大腿，轻轻坐下	0分：能够轻松坐下、起立而不需要扶手； 1分：能够自己坐下、起立，但略感吃力，需尝试数次或扶住扶手才能完成； 2分：不能独立完成动作。	
由坐姿到站立	坐在椅子上，靠腿部力量站起		
由站立位蹲下	双脚分开站立，与肩同宽，弯曲膝盖下蹲	0分：能够轻松坐下、蹲下、起立而不需要扶手 1分：能够自己蹲下、起立，但略感吃力，需尝试数次或扶住旁边的固定物体才能完成； 2分：不能独立完成动作。	
由下蹲姿势到站立	由下蹲姿势靠腿部力量站起		

第三部分：动态平衡能力

（说明：设定一个起点，往前直线行走10步左右，转身，再走回到起点，根据动作完成的质量评分）

测试项目	描述	评分	得分
起步	① 能立即迈步出发不犹豫	0	
	② 需要想一想或尝试几次才能迈步	1	
步高	① 脚抬离地面，干净利落	0	
	② 脚拖着地面走路	1	
步长	① 每步跨度长于脚长	0	
	② 不敢大步走，走小碎步	1	
脚步的匀称性	① 步子均匀，每步的长度和高度一致	0	
	② 步子不匀称，时长时短，一脚深一脚浅	1	
步行的连续性	① 连续迈步，中间没有停顿	0	
	② 步子不连贯，有时需要停顿	1	
步行的直线性	① 能沿直线行走	0	
	② 不能走直线，偏向一边	1	
走动时躯干平稳性	① 躯干平稳，不左右摇晃	0	
	② 摇晃，或手需向两边伸开来保持平衡	1	

续表

测试项目	描述	评分	得分
走动时转身	① 躯干平稳，转身连续，转身时步行连续	0	
	② 摇晃，转身前需停步或转身时脚步有停顿	1	

将各个测试的得分相加得到总分，并根据总分来判断平衡能力和跌倒的风险大小。

0 分：平衡能力很好，建议做稍微复杂的全身练习并增加一些力量性练习，增强体力，提高身体综合素质。

1~4 分：平衡能力尚可，但已经开始降低，跌倒风险增大。建议在日常锻炼的基础上增加一些提高平衡能力的练习，如单腿跳跃、倒走、太极拳和太极剑等。

5~16 分：平衡能力受到较大削弱，跌倒风险高于一般老年人群。建议开始针对平衡能力做一些专门的练习，如单足站立练习、"不倒翁"练习、沿直线行走、侧身行走等，适当增加一些力量性练习。

17~24 分：平衡能力较差，很容易跌倒。建议不要因为平衡能力的降低就刻意限制自己的活动。刻意做一些力所能及的简单运动，如走楼梯、散步、坐立练习、沿直线行走等，有意识地提高自己的平衡能力，也可以在医生的指导下做一些康复锻炼。运动时最好有家人在旁边监护，以确保安全。同时还应该补充钙质，选择合适的拐杖。

每位老年人都可以通过积极运动锻炼改善自身平衡能力，提升身体素质，从而预防跌倒的发生。

37 你知道运动能预防跌倒的发生吗？

坚持参加规律的运动锻炼，是预防老年人跌倒的重要策略，可以有效地减少跌倒的发生。遵循老年人体力活动的基本原则，主动进行运动锻炼，可能对老年人的平衡功能有益。

老年人体力活动的基本原则

◆ 要使运动锻炼成为每天生活的一部分。
◆ 参加运动前应进行健康和体质评估，以后定期做医学检查和随访。
◆ 运动锻炼可以体现在每日生活的各种体力活动中。
◆ 运动量应以体能和健康状态为基础，量力而行，循序渐进。
◆ 提倡参加有组织的集体运动锻炼。

提高平衡能力的"小招式"

哪些运动锻炼方式能够提升老年人的平衡能力呢？太极拳、八段锦、平衡操等一些锻炼平衡能力的"小招式"都能提升平衡能力。

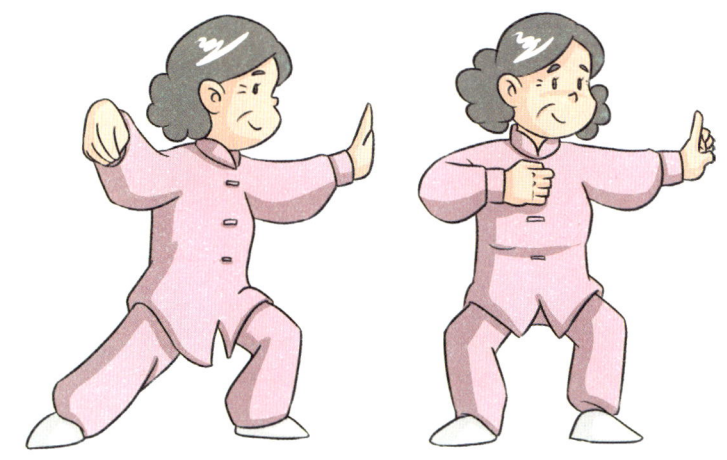

◆ 金鸡独立

睁眼或闭眼，双手交叉，一腿弯曲，一腿站立尽可能长的时间。也可以两腿轮流做单腿跳跃，以增强腿部力量。

◆ "不倒翁"练习

挺直站立，前后晃动身体，脚尖与脚跟循环着地以锻炼下肢肌肉，达到控制重心的目的。

◆ 坐立练习

站在椅子前，反复缓慢起立坐下，坐立练习时可以将一个纸盘放在头顶上，尽量保持不掉，以增强平衡性。

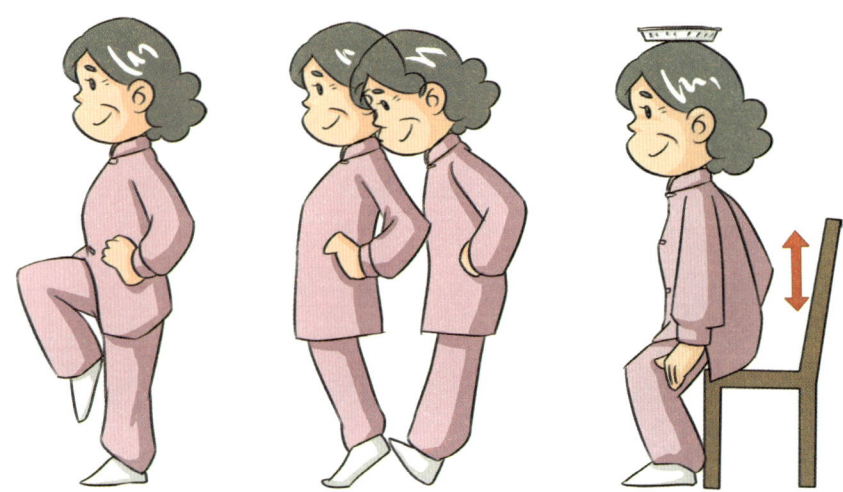

老年人在选择运动时应选择那些强度适中的运动，不要进行激烈、高对抗性的运动。患有高血压等心脑血管疾病的老年人进行运动时，应听从专业医务人员的建议。

38 用药习惯也可能是发生跌倒的"罪魁祸首"

老年人由于身体机能下降及患有某些疾病，会服用一种或多种药物。如果老年人有未遵医嘱自行服用药物，或服用能够影响人的神智、精神、视觉、步态、平衡方面的药物，或同时服用四种以上的药物等，药物的副作用或药物之间的相互作用可能会使老年人发生跌倒的风险大大增加。

增加跌倒风险的药物

- ◆ 精神类药物，如抗抑郁药、抗焦虑药、催眠药、抗惊厥药、镇静剂等。
- ◆ 心血管药物，如降压药、利尿剂、血管扩张剂等。
- ◆ 其他药物，如降糖药、非甾体类消炎药、止痛剂、多巴胺类、抗帕金森病药物等。

如果老年人曾服用过以上一种或几种药物，就需要着重关注自己的用药情况、用药剂量和用药习惯，以此来减少发生跌倒的可能性。

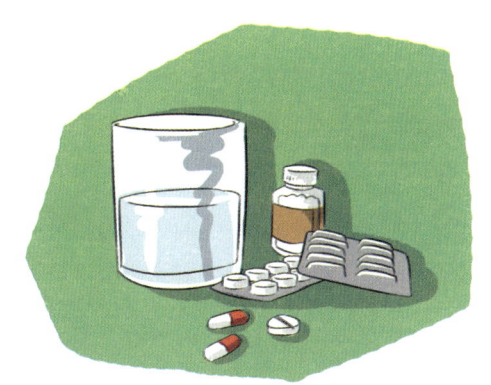

合理用药，应该这么做

- 不要随意乱用药，请医生检查自己服用的所有药物，按医嘱正确服药。
- 管理好服用的药品，减少不必要的用药。
- 避免重复用药，避免同时服用多种药物。
- 了解药物的副作用，用药后动作宜缓慢，以预防跌倒的发生。

39 骨质疏松的老年人，"摔不起"！

骨质疏松是老年人常见的慢性病之一。骨质疏松的老年人经常感觉腰背酸痛，骨骼韧性和强度都会减弱，与没有骨质疏松的老年人相比，跌倒后更容易产生骨折和其他严重后果。跌倒后如发生髋部骨折，将对老年人的健康造成严重损害。

骨质疏松使老年人"摔不起"。在骨质疏松老年患者中预防跌倒，需特别注重应对骨质疏松症。无论老年人是否患有骨质疏松，都应调整生活方式、使用骨健康基本补充剂，积极预防和应对骨质疏松。

调整生活方式

- 均衡膳食，富含钙（如乳制品、豆制品、鱼类、海产品等），低盐（少吃盐和腌制食品），适量蛋白质（如蛋类等）。

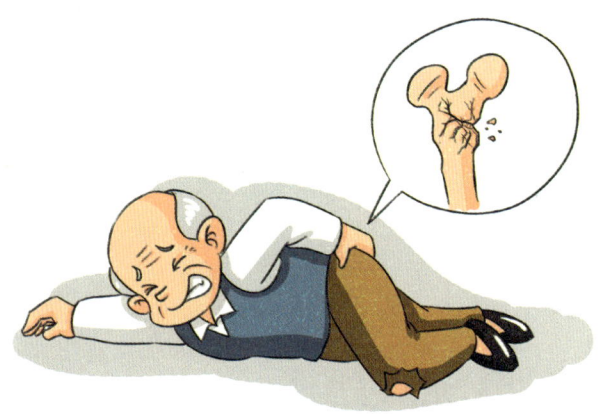

- 适当户外活动和日照，有助于骨健康的体育锻炼和康复治疗。
- 避免嗜烟、酗酒，慎用影响骨代谢的药物。
- 采取防止跌倒的各种措施，注意是否有增加跌倒危险的疾病和药。
- 加强自身和环境的保护措施（包括各种关节保护器）。

使用骨健康基本补充剂

《原发性骨质疏松症诊治指南（2010年）》中预防骨质疏松症的基础措施包括：

- 钙剂

绝经后妇女和老年人每日钙摄入推荐量为1000毫克。目前的膳食营养调查显示，我国老年人平均每日从饮食中获钙约400毫克，故平均每日应补充的元素钙量为500~600毫克。

- 维生素D

成年人推荐剂量为200 IU（5微克）/天，老年人因缺乏日照、摄入和吸收障碍，常有维生素D缺乏，故推荐剂量为400~800 IU（10~20微克）/天。

老年人在使用骨健康基本补充剂时，需考虑个体差异和补充剂的安全性，应先到正规医疗机构进行诊疗，再开始使用骨健康基本补充剂。

40 你听说过老年人因"头昏"而跌倒吗?

你是否听说过老年人因久坐站起后头昏目眩、站立不稳而发生跌倒的案例?这类跌倒很可能是体位性低血压造成的。体位性低血压是由于身体位置的改变,如从平卧位突然转为直立位或长时间站立发生的脑供血不足引起的低血压现象。这种情况多在晨起后、进食后和运动后发生,严重时会发生晕厥、跌倒等现象。

如何避免因体位性低血压而引起的跌倒呢?首要问题是老年人需要明确自己的心血管疾病情况,积极对体位性低血压进行检查、治疗,寻找引起其体位性低血压的原因,对症进行疾病治疗和管理。只要老年人注意改善日常行为习惯,发生跌倒的风险就会大大降低。

- 晨起"三个一分钟",早晨醒来后,有步骤地起床,起身前静躺一分钟;从床上坐起前进行一分钟的手脚屈伸运动;下床站起后静站一分钟。完成以上"三个一分钟",再行走和进行日常活动,以防止清晨猛起后因头晕目眩而发生跌倒的现象。
- 白天避免穿紧身裤袜,避免长期站立,避免久坐。久坐久站之后,避免猛然站起行走。
- 直立时避免突然弯腰或突然的身体位置改变。

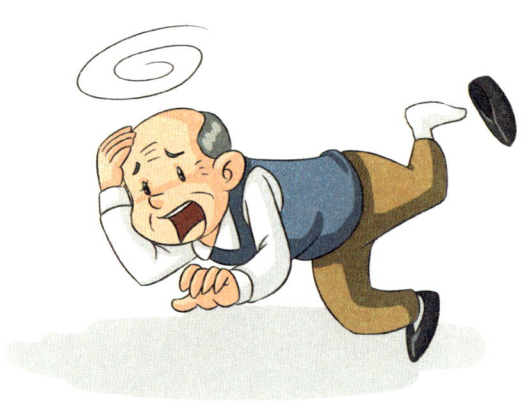

◆ 如有头昏目眩的现象，缓慢的改变体位有助于减轻症状。

除了体位性低血压外，还有些疾病也可能引起老年人头昏目眩，发生跌倒，例如前庭功能疾病（如耳石症）、心血管疾病（如高血压）等。如果老年人因头昏而发生跌倒，应及时就诊，做到先治病、再防跌。

41 你可能从来没想过，跌倒竟是因为戴错眼镜？

老花眼是大多数老年人面临的主要视力问题。而老花眼引起的视力下降会使老年人易被行走中的障碍物绊倒，发生跌倒。我们都知道近视眼配眼镜一定要先验光，可不少老人在配老花镜时，却经常忽视这个问题，只凭感觉买花镜，结果往往适得其反。

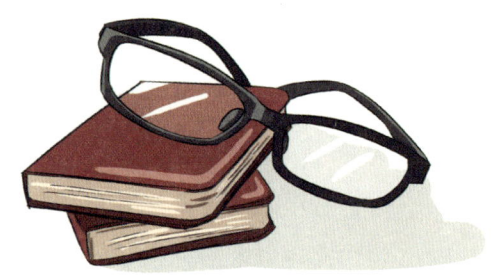

如何挑选老花镜

◆ 老花镜当配即配

不少老年人出现看东西模糊的症状时，不愿接受眼花的事实，强撑着不去配老花镜，反而会产生头晕、眼胀等症状。当出现眼花症状时就要及时检查、配镜。

◆ 配镜前需进行眼科检查并验光

许多老年人都同时存在近视、远视、散光等多种视力问题，并且双眼老化程度不同。所以首先要到医院做眼睛的全面检查，在排除白内障、青光眼以及一些眼底疾病之后，再验光并配镜。

◆ 老花镜要随着年龄增长及时更换

正常情况下，一般老花镜只有约5年的寿命。由于老年人眼睛老化度数不断增加，老花镜也会出现划痕、老化等现象，所以不要一副眼镜戴到底。老年人应随着年龄的增长及时更换老花镜，直到70岁之后，人眼老化的度数不再增加时为止。

◆ 慎重使用多焦点眼镜

近年来，很多老年人选择使用多焦点眼镜。多焦点镜片从上到下按照渐进的规律存在不同的屈光度，老年人用眼镜上部可以看清楚远距离物件；用眼镜下部可以看清楚近距离物件；两个区域之间由过渡带连接，能看清中距离物件。但由于多焦点眼镜的两侧存在视力矫正盲区，有可能让老年人看到的物体位置远于或近于物体的实际位置，增加跌倒的风险。老年人应慎重选择和使用多焦点眼镜，特别是在行走、室外活动等过程中。

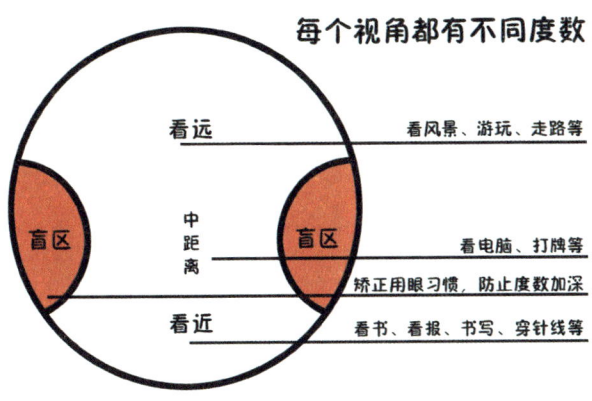

多焦点镜片成像原理示意图

42 跌不跌倒，心理状态影响大

除身体上的虚弱和疾病可能引起老年人跌倒外，情绪低落、心急、情绪波动大等心理状态也可能是老年人跌倒的原因。保持好心情，有助于轻松应对跌倒的危险因素，防止跌倒发生。

◆ 要认老、服老

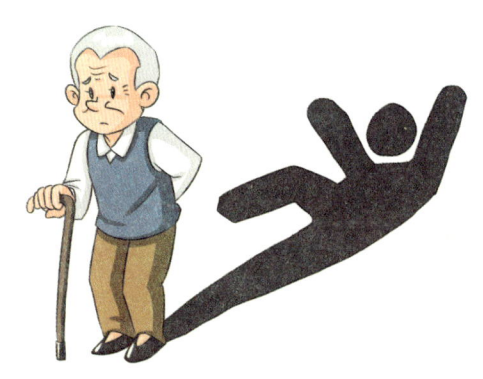

步入老年，人体各器官组织的功能逐渐衰退，体力下降，记忆力减退，腿脚不灵活了，视力也不好了，这是正常的生命规律，每个老年人都应承认、接受这个事实。"服老"是老年人正确、客观分析自己能力的结果，是心理健康的表现，不要因腿脚不便而懊恼和羞愧。如：走路不稳时可以使用拐杖，出行不便时也可以接受别人的帮助，过去能进行的剧烈运动现在不应再做了。

◆ 放慢节奏不着急

老年人更需要"慢生活"，多点耐心，凡事从容应对不要着急。如：不要着急接电话，不要着急做家务，也不要着急过马路。

◆ 保持乐观要释怀

老年人要保持知足常乐的状态。对人生中的喜怒哀乐泰然处之，淡然释怀，即使生活不幸或罹患疾病，也要保持积极乐观的心态。

43 别因害怕跌倒就束缚了手脚

有些老年人尤其害怕跌倒。特别是那些曾经跌倒过的老年人，对跌倒产生一种恐惧。他们不愿给家人"添麻烦"，经常会通过减少和限制自身活动来"预防"跌倒。这样做使本就处于衰退阶段的身体机能因得不到锻炼而加速衰退，平衡能力、肌肉力量、灵活性变得更差，发生跌倒的风险反而更大。这种因害怕而限制自身体力活动的方法是不可取的。要克服这种因害怕跌倒而限制自身活动的"跌倒恐惧"，老年人可以尝试这样做：

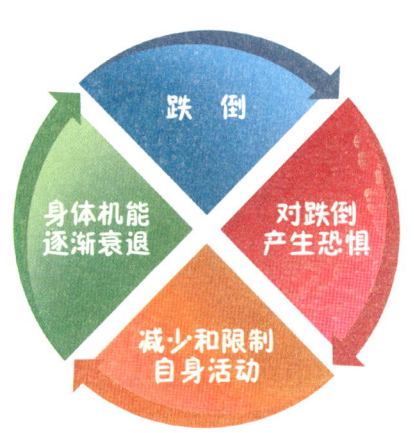

◆ 了解跌倒发生的原因和预防方法

老年人可以利用图书、报纸、网络等各种资源，咨询专业人士，了解自己容易发生跌倒的原因和预防跌倒的方法，明确跌倒恐惧的危害，最终树立"跌倒可以预防"的观念。

◆ 适当运动，克服恐惧

与因害怕跌倒而限制自身活动相反，适当运动锻炼不但能改善平衡，预防跌倒，还能有效改善跌倒的恐惧心理。

◆ 积极调整心态

老年人应积极调整害怕跌倒的心态，可以找专业人士诉说自己的担心，寻求相关的帮助。老人的照料者应从心理上多关心老年人，了解其产生恐惧心理的原因，可以对老人解释跌倒恐惧的危害，给予他们力所能及的心理疏导，帮助他们消除心理障碍，鼓励他们主动参与身体活动。

14 预防跌倒，从"鞋"做起

穿合适的鞋对于老年人而言，在保持躯体的稳定性中有十分重要的作用，能够减少跌倒的发生。因此，老年人在挑选鞋子时应仔细观察和比较鞋子各部分特点和功能，选择安全合适的鞋。

选鞋有讲究

◆ 鞋底：锥形鞋底稳定性高，防滑性能好；鞋底中间厚度应足以隔绝地毯不平坦；鞋后缘应稳固。
- 鞋跟：避免选择高跟鞋。鞋跟以 1.5 厘米之内为好，需要具有较广阔的鞋跟面积。
- 鞋身：鞋帮高度合适，鞋身柔韧且具有弹性。
- 鞋头：选择透气、宽阔并能保护足趾及能伸展的圆头鞋。
- 长度：选择尺码、大小合适的鞋子；鞋身要够长，足趾不能抵触到鞋头。
- 鞋带：走路时鞋带（或粘贴带）可以稳固包住足背。但为了增加穿脱的方便性，老年人可避免选择需要绑带的鞋子。
- 材质：鞋的材质柔软，保暖性、透气性好。

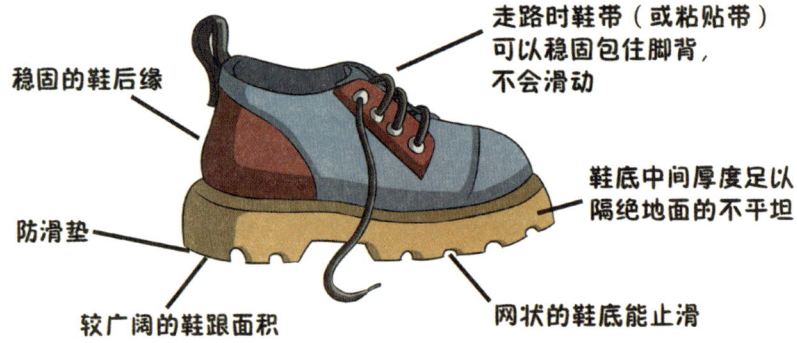

此鞋穿不得

- 鞋底：过于光滑，在潮湿的地面上容易滑倒。
- 鞋跟：过高或过窄的鞋跟都会使走路不稳，易使足踝拉伤。
- 鞋身和长度：松动的鞋后缘会使脚滑动；过大或过小的鞋子都会使走路不适。
- 鞋带：无鞋带的鞋子无法稳固包住脚背，会增加穿鞋的不适感。

45 选错拐杖更危险

生活中经常见到老年人随便选择一根木棒、树枝等作为拐杖，这样的"拐杖"不仅达不到预防跌倒的目的，反而会成为跌倒的原因。一根合适的拐杖能帮助老年人保持身体平衡、预防跌倒，所以如何选择很关键。

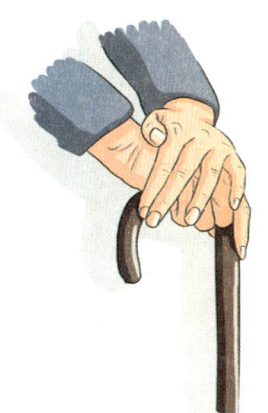

老年人选择拐杖时，最好亲自试用，主要关注拐杖的长度、底端、手柄、材质四个方面。

长度要合适

拐杖过短或者过长容易导致手和上肢疲劳，造成身体倾斜，无法起到支撑作用，更容易使老年人失去平衡发生跌倒。

判断拐杖长度是否合适的方法：

- 老年人自然站立，双手自然下垂，手腕横纹的高度应与拐杖手柄高度在同一平面。
- 老年人自然站立，当握住拐杖手柄时，前臂和上臂垂线的夹角在20~30度为宜。如果选择可调整长度的拐杖，可以参考这一方法调节拐杖高度。

底端须防滑

拐杖底端一定要有防滑头，购买时请检查拐杖防滑头是否能有效防滑。通常情况下，有凹凸平面的防滑头比光滑平面的防滑头更有效，硬度适中的橡胶材质比硬塑料材质的防滑头更能防滑。需要强调的是，随着拐杖底端防滑头的磨损，其防滑效果会变差，因此，定期检查拐杖防滑头的磨损程度、更换新的防滑头十分重要。

手柄能抓牢

拐杖手柄以曲柄为好,类似登山杖的直柄拐杖不建议老年人预防跌倒使用。选择拐杖时应重点考虑老年人能否握牢手柄,所以手柄的大小和材质很重要。握住拐杖手柄时,老年人拇指和食指能重叠形成闭合环,证明手柄大小合适。手柄太小或太大都会感觉不舒适、不方便,行走过程中遇到外力也容易把拐杖脱手。手柄的材质最好是防滑的,避免拐杖从手中滑脱。

材质要结实

拐杖一定要结实、牢固、耐用。购买时应注重拐杖使用的木质、金属材质是否结实,有无弯曲或变形。新的或使用了一段时间的拐杖如出现弯曲、变形,不但无法预防跌倒,还可能是造成跌倒的原因。

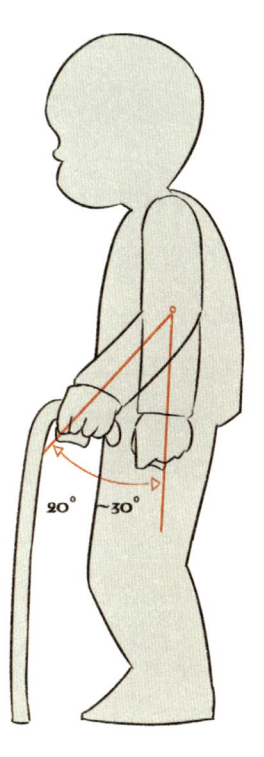

此外,拐杖的选择还需注意三点:

- ◆ 常见的拐杖有单脚拐杖和多脚拐杖。通常情况下,单脚拐杖就能满足大多数老年人的需求。但对于平衡能力较差,走路不稳的老年人而言,选择四脚拐杖可增加身体稳定性,预防跌倒发生,但在不平整的道路上,不建议使用四脚拐杖。
- ◆ 拐杖重量适中,以保证老年人使用时不会因拐杖太重而感到疲劳为宜,或无法有效移动拐杖支撑身体。
- ◆ 对于那些行动能力、平衡功能较差的老年人而言,不建议使用拐杖,而应使用四角助行器或者轮椅。

46 生活方式多留心，预防跌倒少不了

有时候，如果老年人能调整和改善自己的生活习惯，就能有效预防跌倒的发生。日常穿着合适，生活习惯良好，出行注意安全，对老年人预防跌倒的发生尤其重要。

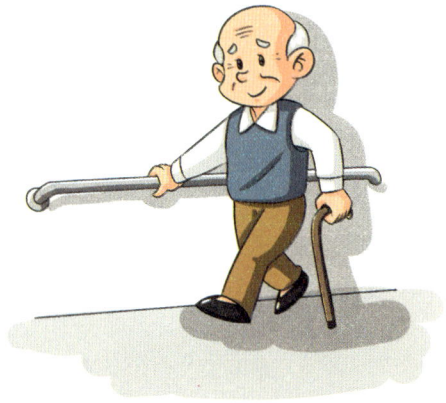

穿着

为老年人挑选适宜的衣物和鞋。日常穿衣时要大小合适，松紧适度。裤管长度以到足踝为宜，裤腿角要利索。避免穿着弹力裤影响下肢血液循环。外出运动时，应正确选择运动穿着。老人要穿大小合适、低跟、鞋底防滑的鞋。

行为

- 转身、转头时动作要慢。
- 放慢起身、下床的速度，避免睡前饮水过多以致夜间多次起床。
- 晚上床旁尽量放置小便器。

出行

- 走路保持步态平稳，尽量慢走，避免携带沉重物品。
- 避免走过陡的楼梯或台阶，上下楼梯、如厕时尽可能使用扶手。
- 使用交通工具时，应等车辆停稳后再上下。
- 避免去人多及湿滑的地方。
- 避免在他人看不到的地方独自活动。
- 主动使用拐杖等助行工具。有视、听及其他感知障碍的老年人应配戴视力补偿设施、助听器及其他补偿设施。

47 不要让跌倒给住院老年人"雪上加霜"

住院老年人身体健康状态较差原有的生活规律被打乱、对医院环境不熟悉等原因都是增加住院老年人跌倒发生的原因。考虑到住院老人的特殊性，应该加强对住院老人的照看，去除环境危险因素，使用辅助工具，注意衣物、鞋的穿着，主动调整行为习惯。

◆ 加强对住院老年人的照看

对老年人住院期间的照看，应该是 24 小时的，特别是加强夜间对老年人的照看。教会老年人使用病房的呼叫系统，在有下床活动需求时，及时寻求帮助，不逞强。

◆ 熟悉病房环境，去除环境危险因素

家属应该和老年人一起熟悉病房内和病房周围的环境，熟悉病房内外可能的环境危险因素，知道医院内扶手的位置，熟悉病床护栏的使用方法，在床上休息时使用护栏，防止坠床。过道应保持畅通；病房卫生间应保持整洁、地面应保持干燥。

◆ 主动使用辅助工具

无论住院前身体平衡功能如何，老年人在住院期间应主动使用拐杖、轮椅等辅助工具。过去没有使用拐杖和轮椅经验的老人和家属，应了解拐杖、轮椅使用注意事项。主动使用楼道、卫生间、病房内的扶手帮助行动。

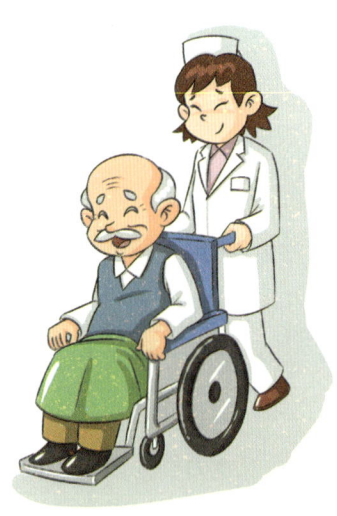

◆ 注重衣物、鞋的穿戴

住院期间应注意穿着合适的病服，如果裤子过长，可进行更换，或者进行简单的改造，避免裤腿过长影响行走。还应穿着大小合适、鞋底防滑的鞋。

◆ 调整行为习惯

住院期间，老年人身体状态往往更加虚弱，平时能完成的一些动作、活动，住院期间可能无法完成。在住院期间，做各种动作不要逞强，应放慢各种动作的速度和幅度，不在人们不易察觉的地方独自行动。在住院期间和出院初期，老年人应给自己的身体一个恢复过程，不应马上恢复住院前的身体活动强度，应循序渐进，慢慢适应，逐步改善身体条件。

48 一表读懂家中的跌倒危险因素

就发生跌倒而言，大多数老年人会认为户外的环境比室内危险，其实不然，我国老年人的跌倒有一半以上是在家中发生的。假如对室内环境中的危险因素未加以关注，家反而是发生跌倒最危险的地方。

老年人所处的家居环境安全吗？请参考《预防老年人跌倒家居环境危险因素评估表》中列出的每个问题，如果有，请在方框内打"√"。"√"的数量越多，说明家中的危险因素越多，请及时清除这些危险因素。

小贴士

预防老年人跌倒家居环境危险因素评估表

关键位置	家居环境危险因素
楼道和楼梯	□ 楼道有灯泡不亮 □ 楼道旁边堆有杂物 □ 楼梯的边缘不能看清
通道和地面	□ 进门如需换鞋，鞋柜旁没有供换鞋使用的座椅 □ 地毯或地垫不平整，有褶皱、边缘卷曲或易打滑 □ 屋内有台阶，房间之间有门槛 □ 地面遇水后湿滑 □ 通道或地面上有障碍物，走动时必须从障碍物（电灯线、电话线等）上走过或绕过

续表

小贴士

关键位置	家居环境危险因素
客厅	☐ 沙发高度和软硬度不合适，站起时感觉吃力 ☐ 有松动不稳的家具 ☐ 常用椅子没有扶手或带有轮子
卧室	☐ 卧室走道未安有小夜灯 ☐ 躺在床上必须下床才能开关灯 ☐ 床位高低不合适或床太软，上下床有困难 ☐ 床边有杂物，影响上下床
厨房	☐ 取用常用厨房用具及调味品需要攀高 ☐ 厨房地面经常有油渍、水渍
卫生间	☐ 马桶旁没有扶手 ☐ 浴缸/淋浴房旁没有扶手 ☐ 浴缸/淋浴房地砖不防滑，且未使用防滑垫
阳台	☐ 站在阳台上晾衣服时，需要将身子探出阳台
梯子	☐ 经常需要使用梯子或凳子取物
灯光	☐ 室内灯光不够明亮 ☐ 在进入个别房间或楼梯前，不能开灯

49 预防老年人跌倒，如何减少家居环境中的"隐形杀手"？

为了预防老年人跌倒，排除家居环境中的跌倒安全隐患是非常必要的。坚持无障碍观念，合理安排室内家具高度和位置，保持日用品方便取放是创建安全居住环境的重要措施。

改善室内居住环境

◆ 照明

在老年人活动范围内保证充足的照明。照明的开关应方便触及，照明开关位置不佳时应及时改造，移动到合适的位置，楼梯和走廊应设置双向开关。

夜间可留盏夜灯，以方便夜晚行动。

◆ 地面

地面应防滑；保持干燥，避免湿滑。室内地面应尽量在同一平面，如有高低差距应以明显的颜色进行区分。建议采用有牢固的防滑底且边缘固定的地毯。浴室、卫生间、厨房等容易湿滑的区域可使用稳固的防滑垫。

◆ 通道

保持通道顺畅，清除杂物、电线等障碍物。去除不必要的门栏或阶梯。通道不应摆放阻碍行走的家具。

◆ 扶手

家居环境中随时都有可以抓握的扶手能够减少老年人发生跌倒的风险。安装扶手的重点位置包括：两侧无物品的光滑墙壁，通道和斜坡，台阶和楼梯，地面容易湿滑、需要蹲坐和起身的卫浴室，尤其是马桶和浴缸处。

◆ 家具

老年人使用的家具应关注其硬度、高矮、扶手等关键位置。老年人不适合使用太低、太软的椅子（如沙发），椅子须有椅背及扶手，高度以坐姿膝关节 90 度为原则。桌面的高度以高 60 厘米为宜，桌缘桌角宜修成圆弧形。床的高度要适中，和膝盖高度大致相同；避免使用床栏(无法下床的卧床者须使

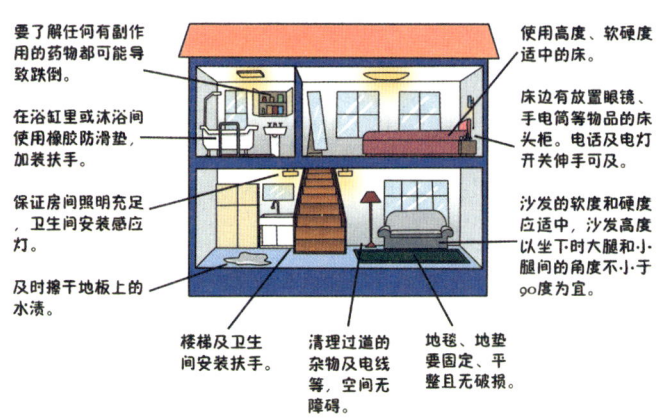

布置安全的家居环境

用床栏，注意床栏的维护及完整性），床旁加铺软垫。衣柜的高度以不需要垫脚即可以取物为宜，家具的尖锐处加上防撞条或者海绵。

◆ 建筑缺陷

有老年人居住的家中应尽量减少台阶、门槛等不利因素。如不可避免，应在台阶边缘设醒目标志，可加上防滑贴条。门槛和台阶处应设置夜灯照明装置。

◆ 其他

室内门口放置牢固的换鞋凳，避免老人弯腰单脚着地或蹲在地上换鞋。老年人应减少梯子的使用；必要时，需使用装有橡胶套的坚固和稳定的梯子。

50 跌倒以后怎么办？独自一人莫慌张

如果老年人在家中或室外发生跌倒时，身边无人帮助，请首先保持冷静，不要慌张，并根据自身情况判断受伤的轻重急缓程度做出正确的评估，看自己有无受伤，受伤程度如何，通过自身评估，先尝试能否站立起来，或者在需要时及时向他人求救。

独自一人跌倒时该如何起身

① 如果是背部先着地，应弯曲双腿，挪动臀部到放有毯子或垫子的椅子或床铺旁，然后使自己较舒适地平躺，盖好毯子，保持体温，如可能要向他人寻求帮助。

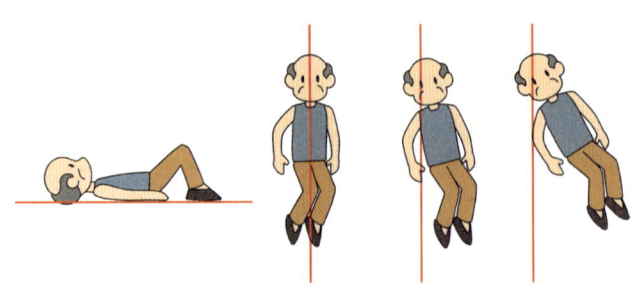

② 休息片刻，等体力准备充分后，尽量使自己向椅子的方向翻转身体，使自己变成俯卧位。

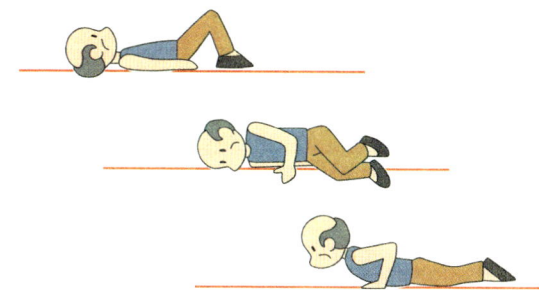

③ 双手支撑地面，抬起臀部，弯曲膝关节，然后尽力使自己面向椅子跪立，双手扶住椅面。

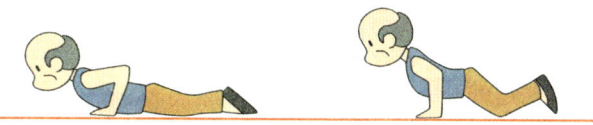

④ 以椅子为支撑，尽力站起来。

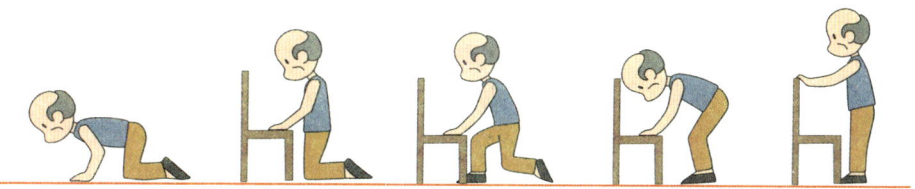

⑤ 休息片刻，部分恢复体力后，打电话寻求帮助——最重要的就是报告自己跌倒了。

无法站起来怎么办？

如通过上面努力仍无法站起时，不要强行站起。老年人可以根据跌倒的位置，选择可行的方式求救，如敲打房门、打电话、按报警器、大声叫喊。但要注意保持体力，要注意听周围的动静，不要无谓地喊叫。在求助和等待救助期间，可用能够接触到的垫子、衣物、床单等保持体温，耐心等待救援。

51 看到老年人跌倒，到底怎么扶？

看到有老年人跌倒时，既要勇于伸出援手，又要科学救治。

◆ 确保环境安全

确定周围环境的安全，如跌倒发生在道路上，应先避免被行驶的车辆撞伤，再进行救助。

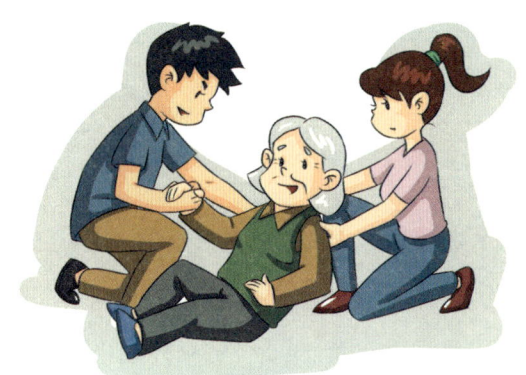

◆ "错误帮扶"危险大

看见老年人跌倒要冷静处理，在没有判断老年人的受伤情况前，不要急于将老年人扶起。在不清楚老年人的受伤情况前，应尽可能避免搬动，更不能猛烈摇动伤者。受伤的老人如意识不清，请立即拨打急救电话。

◆ 判断伤情、严重程度，分别处置，积极求救

如果你具备一定的急救技能，可以对受伤老人的意识、呼吸、心跳、出血等伤情进行判断和初步救治。如果你不具备急救技能，也应积极通过电话、呼喊等方式提供力所能及的帮助。

◆ 给予必要的心理支持

如果老年人意识清醒，可给予安抚、宽慰等心理支持。

三、预防道路交通伤害

52 怎样安全过马路？

过马路是最基本的交通行为，每个人都应该遵守走人行横道、看交通指示灯等最基本的交通规则。但如果不关注一些细节，过马路也能让你受到伤害。

◆ 安全等待过马路

选择没有遮挡、视线开阔的路段等待过马路，让司机能够很容易地看清你。在人行便道上等待过马路，不要提前进入非机动车道或者机动车道，更不要站在路中间，以免被机动车碰撞或碾轧。

◆ 过马路时要注意并避让转向车辆

汽车转弯时会产生"内轮差"，即车辆转弯时，前轮与后轮运动轨迹不同。两轮轨迹相差的区域为司机的盲区。行人进入司机的盲区，很容易就被车尾撞倒，发生事故，故一定要注意转弯车辆。

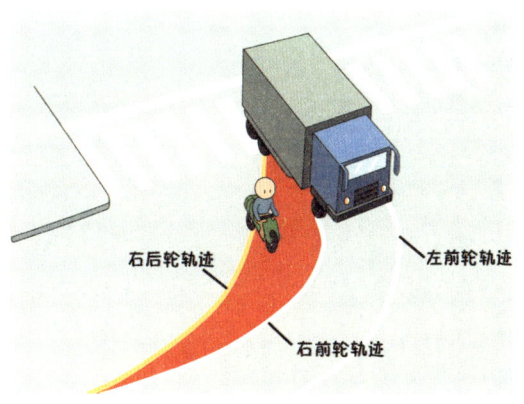

内轮差示意图

◆ 时刻观察，快速通过

过马路要时刻注意观察，不要在过马路时分心，如打电话、看手机等。在确定安全的前提下，快步通过（但不可猛跑），以免信号灯结束时，行人还在路面上，与正常通行的机动车发生冲突。

◆ 过马路过程中不要盲目后退

过马路过程中千万不要盲目后退,司机可能因为你的"异动",来不及采取措施应对。行人应看清周围交通情况,在确保安全的情况下继续前行,直至通过马路或到达道路中心等待区域等待下一个绿灯亮起后再通过。

关于酒驾你必须知道的事儿

喝酒往往是亲友聚会、公司应酬必不可少的活动,然而酒后驾驶却很可能使你从此失去亲人朋友,丢了工作。

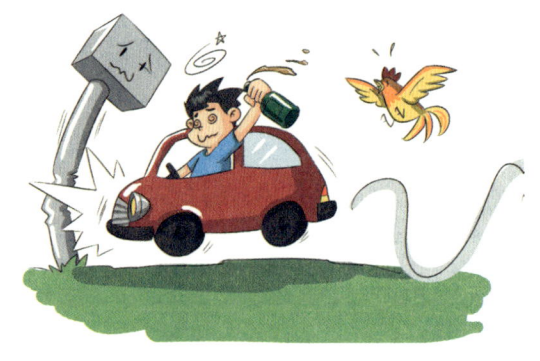

研究表明,驾驶员饮酒后发现危险情况而踩刹车的反应时间,比没有饮酒要长 2~3 倍,导致事故发生可能性增加。因此,驾驶员千万不要抱有侥幸心理。

一些人对酒驾的认识可能存在误区,需要澄清一下。

误区一:酒量大的人喝点酒开车没事

酒量大的人尽管喝酒后自己感觉没有醉,其血液中的酒精含量可能早已达到酒驾或醉驾程度;踩刹车的反应时间已经因酒精影响而有所延长,驾车危险性大大提升。

误区二:喝完酒睡一觉可以继续开

不同人对酒精的代谢水平不一样,因此代谢速度就不一样。饮酒睡一觉后,部分人可能血液中的酒精含量还处于酒驾或醉驾的范围内,这时候开车仍存在风险。这就是经常说到的"隔餐醉"或是"隔夜醉"。

误区三：没"喝酒"就不可能酒驾

有些人可能确实没喝过酒，但仍被查出酒驾，这可能与其在驾驶前食用过含酒精的食物或使用过含酒精的清洁口腔用品有关。例如：使用医用漱口水和口腔清新剂；食用酒酿丸子、豆腐乳、酒心巧克力、醉虾、藿香正气水等含酒精辅料的食物、药物；有时，食用天然的荔枝、葡萄也可能导致"酒驾"。

我国关于酒驾和醉驾出台了一系列法律规定，一旦违法违规，将按照相关法律法规处罚。

54 超速，死神在向你招手

"十次车祸九次快。"我国法律规定，对于不同程度的超速违法行为，有相应的处罚措施。

超速会缩小驾驶员的可视范围，容易导致事故发生。一般驾驶者在时速40公里时可视范围为200米，而时速达到100公里时，可视范围就只有160米了。超速还会延长制动距离，即自开始刹车至彻底停住的距离增大，这也加大了事故发生的可能性以及事故的严重程度。此外，超速还会影响车辆的操作稳定性，尤其在拐弯时，容易造成车辆侧滑或倾斜。很多人对超速存在误解。

误区一：高档车超速没事

一些驾驶员认为自己开的是高档车，性能好、安全性高。但是，统计发现，超速导致事故，无论是几千万的车，还是几万的车，在其他条件相同的情况下，死伤概率基本是相同的。

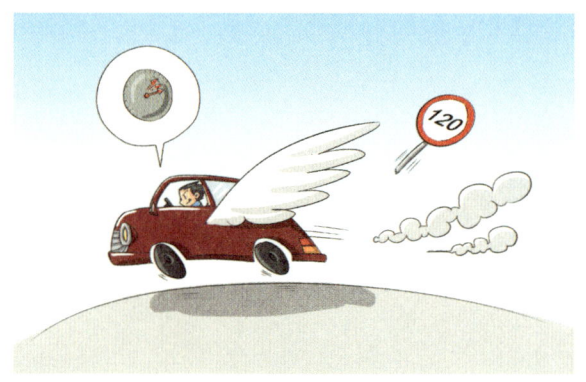

误区二：反应快，刹住车，就不会受伤

有的驾驶员认为自己的技术好，反应够快，即使遇到前方有危险，也能刹住车，不会受伤。但是，当高速行驶时，突遇急刹车，由于汽车行驶的惯性，车内乘员的脖子会先前屈后弹回，犹如鞭子挥动，而后造成损伤，医学上称为颈椎挥鞭损伤。轻者造成颈部疼痛、手痛手麻，重者或致四肢瘫痪。所以不要认为能刹住车就不会受伤。

误区三：测速点不超车就行

有些驾驶员存在驾驶陋习，遇到测速点才将速度降下来。甚至现在很多驾驶员都有电子狗等测速点提醒设备，一听前方是测速带就慢下来，一过了这个点就疯狂超速。但是事实上，驾驶员由于超速，在测速点附近造成翻车和追尾事故屡见不鲜。遵守法律法规不超速，不仅仅是做给测速点"看"的，否则即使测速点没"看"到你超速，死神也是看到的。

55 安全带，最划算的保命符

安全带是最经济划算的保命符。规范使用安全带，可以在发生交通事故时至少减少 40% 的伤害。并且安全带是车辆必备的安全防护装置，不论高档车还是低档车都装配有安全带，不需要再单独花钱买。很多人买车时会考虑汽车的安全性能，希望给自己和家人多一份安全保障，但却忽略了最经济有效的安全措施就是系安全带。我国法律规定：机动车行驶时，驾驶人、乘坐人员应当按规定使用安全带。安全带是我们生命的保护神，大家一定不要在安全带使用上走入了误区。

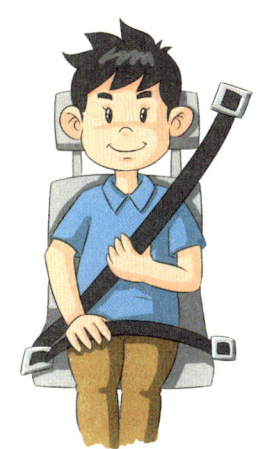

误区一：已有安全气囊，不用系安全带

发生车祸时，气囊的爆发力非常大，如果没有安全带拉住人身体，起到缓冲作用，而是直接撞到正在爆发的气囊上，对身体会造成严重损伤。

误区二：系了安全带，车祸时反被困

设计安全带时，考虑了危险情况下如何打开的问题，一旦遇到车祸，安全带也可以很容易被解开。并且在发生碰撞时，安全带可以减少乘车人头部碰撞的可能，从而使其保持清醒，增加逃生的机会。

误区三：车速慢、行程短，没必要系安全带

80% 的事故和重伤都发生在时速几十公里时。当车辆以每小时 40 公里的速度行驶发生碰撞时，身体前冲的力量就相当于从 4 层楼扔下一袋 50 公斤重的水泥块，如果没有系安全带，很容易被甩出车外。

误区四：开车技术好，不用系安全带

系安全带不仅仅是为防范自己发生事故，也是防范因他人过失导致的事故。个人技术再好，也不能保证别的人技术也同样好。

误区五：后排乘客不用系安全带

在接近 50 公里的时速下发生前方撞击，一个位于汽车后座的正常成人，向前抛射的力量可以高达 3.5 吨。这时候，若没有后座安全带的固定，极可能

对后座乘客造成极大伤害。

那么，安全带要如何系呢？

系安全带的正确方式

◆ 斜拉带

要靠调整安全带的高低，依次从肩膀头、锁骨下方、前胸通过。系得过高有可能造成安全带勒住脖颈动脉，行驶时安全带收缩会造成颈动脉损伤。系得过低则无法起到安全保护作用，一旦发生危险就形同虚设，同时会影响操作方向盘。

◆ 横拉带

首先在肚脐以下，经过两侧髋关节，通常是系皮带的位置。因为此位置是整个身体中最坚硬的部位，最受力，而且是人体重心所在。发生危险时能起受力作用，将人牢牢固定在椅子上。系得高了，会造成内脏的压迫受损。

安全带要系紧

如果过松，在遇到危险时安全带首先要收紧才能起保护作用，从而耽误了最黄金的保护时间，降低保护的效果。

副驾驶位及后排两边的座位系安全带的标准与驾驶员相同。后排中间的位置多为两点式安全带，没有收紧器，只能手动调整长短来固定身体，并且没有深锁功能，所以一定要系紧。

56 疲劳驾驶，害人害己

老董是一名出租车司机，为了供养两个上大学的孩子，他白天黑夜地拼命干，白天开公交车，晚上开出租车。出事前一天他只休息了3个小时。2013年6月，他由于疲劳驾驶，撞死一位老人，4小时后，被民警抓获。

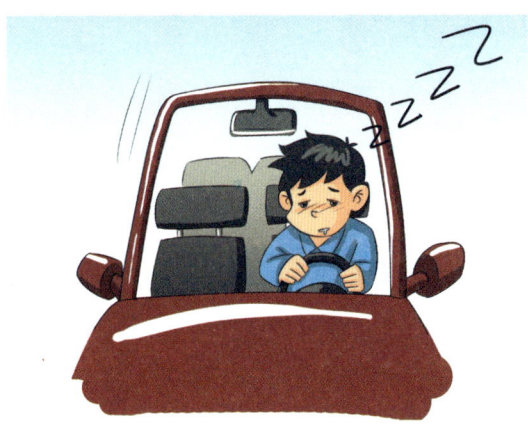

"疲劳驾驶"是许多交通事故的主要原因，引起疲劳的原因主要是睡眠不足或长时间驾驶车辆。驾驶人在疲劳时，判断能力下降，反应迟钝，操作失误增加，容易导致事故发生。

预防疲劳驾驶事故发生的方法

- 保证充足睡眠。如果驾驶人是因长途驾驶、睡眠不足引发的疲劳，则只有睡眠才是预防疲劳驾驶最可靠、最有效的方法。
- 不可连续驾车。连续驾驶时间不得超过4小时，连续行车4小时，必须停车休息20分钟以上。
- 长途行车应采用多人轮换制。长时间行车，应由2人以上轮流驾驶，交替休息，每人驾驶时间应在2~4小时之间，尤其是夜间行车。尽量不在深夜驾驶。

57 超载超员，丢钱丢命

超员超载，是指车辆载客数、装载质量超过了行驶证载明的核定人数和质量。货车或大客车超员超载，最易导致事故发生。但是随着道路交通越来越便利，很多人选择自驾车带着亲朋好友出行，私家车超员超载现象也愈演愈烈。

一些人认为超员超载没什么，就是人挤一挤开慢点而已，但其实不然。车辆在设计之初，所有的安全性都是基于规定下的装载量。车辆超员超载，惯性加大，制动距离加长，即需要用更长的时间和距离才能停住，增加了事故发生的风险。超员超载的车辆，由于超过本身车辆承载力，会造成转向沉重，影响自身车辆的转向性能，易引起车辆偏驶，从而导致车辆转向失控，造成事故。若严重超员超载，还会因轮胎负荷过重、变形过大而引发爆胎、突然偏驶、制动失灵、翻车等事故。

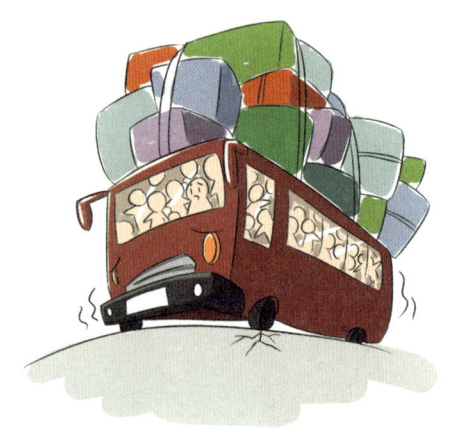

一辆核载5人的汽车，即使多乘坐1个儿童（即使是怀抱在成人怀中的婴儿）也属超员。一旦发现超载超员，按照我国相关法律法规进行处罚。

58 聊聊分心驾驶的那些事儿

2015年12月，济南的韩某驾驶轿车，行至一立交桥下桥口处时，撞倒了民警王某，王某经抢救无效不幸殉职。经初步调查，肇事驾驶人韩某在驾驶机动车时接听手机妨碍安全驾驶，造成事故。我国法律规定，驾驶机动车不得有拨打接听手持电话等妨碍安全驾驶的行为，并且规定了相应的处罚措施。

由于种种原因，很多人都会边开车边做其他的事，如接打电话、发短信、微信或者抽烟。甚至一些人还认为一边开着车，一边抽烟很"酷"。一些电视剧里在体现主角"时尚"、"富有"时，也往往安排其开着豪车和下属安排工作。但其实这些做法是十分危险的。

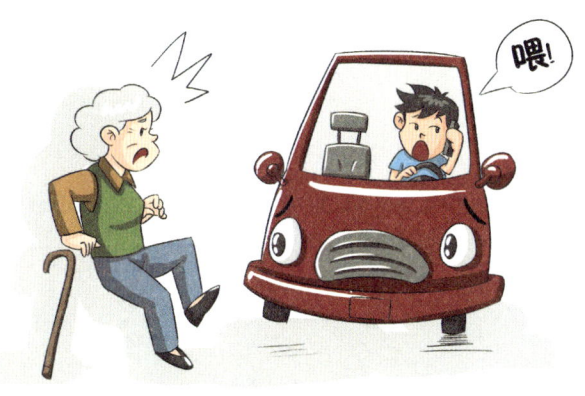

开车分心做其他事情会影响司机的操控,使司机在发生状况时来不及进行反应和动作。当一辆车以 60 公里 / 小时的速度行驶时,司机低头看手机 3 秒,相当于车辆盲开了 50 米,如果对面突然开过来一辆车或者有行人突然横穿马路,司机根本来不及反应。随着交通运输日益发展,路况日趋复杂,对司机的驾驶技术和注意观察力提出了更高的要求,而开车时分心无疑会影响司机的注意力和判断能力。数据显示,开车时打电话,可以使驾驶员的注意力下降 20%~70%。开车打电话时发生交通事故的概率是正常驾驶的 2.8 倍,分心玩手机时发生事故概率是正常驾驶的 23 倍。珍爱自己和他人的生命,不要在开车时分心。

59 老司机开车的经验,你知道吗?

刚开始开车,有一些特殊状况没有遇到过,没有准备,难免慌了手脚,下面就为大家总结一下老司机都知道的,你也应该知道的事儿。

雾天行驶注意事项

◆ 限速行驶

机动车在高速公路上行驶时,应注意:

① 能见度低于 200 米时，车速不得超过 60 公里 / 小时。

② 能见度低于 100 米时，车速不得超过 40 公里 / 小时。

③ 能见度低于 50 米时，车速不得超过 20 公里 / 小时。

◆ 开启雾灯、近光灯、示廓灯、前后位灯和危险报警闪光灯，不要使用远光灯。远光灯射出的光线会被雾气反射，形成白茫茫一片，导致看不见。

◆ 要与前车保持足够的安全距离，不要跟太近，防止追尾。

◆ 尽量靠路中间行驶，不要沿着路边行驶，以防与路边临时停车、等待雾散的车相撞。

◆ 如果雾太大，可以将车靠边停放，同时打开近光灯和应急灯。停车后，从右侧下车，离公路尽量远一些。千万不要坐在车里，以免被过路的车撞到。

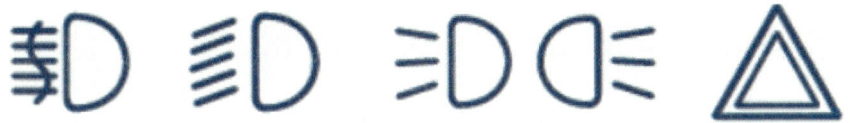

雾灯　　　　近光灯　　　　示廓灯　　　危险报警闪光灯（双闪）

涉水行驶注意事项

涉水时发动机进水熄火，导致车内人员被困，最终造成溺水的惨剧近年时有发生。掌握正确涉水知识，有助于减少涉水导致的溺水事故。

◆ 较安全的涉水高度

较安全的涉水高度是不超过轮胎的 1/2 这个高度。

◆ 估计积水路段的深度

① 如果积水路段起浪，水深不会低于 20 厘米。

② 城市低洼易积水路段通常设有水深参考线。

③ 观察周边车辆的通行情况来确定水深。

◆ 涉水行车要遵守"缓踩油门、慢速过水"的原则

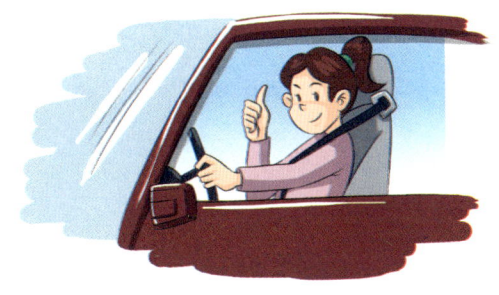

① 车速不能太快，否则激起的浪花超过进气道的位置，同样难逃发动机进水的情况。

② 一定要稳住油门，低速直行，一气通过。

③ 中途不要停车、不要换挡、不要急转方向，以防止车辆熄火、发动机损坏。

◆ 涉水行车后注意事项

① 连续踩几次刹车，避免制动失效。

② 尽快为车辆进行电气、线路方面的检查和保养，防止发生事故。

冰雪天气行驶注意事项

◆ 减速慢行

① 速度慢。车速高，惯性大，转向时离心力也大，制动、转向都会变得困难。

② 转向慢。急转向容易导致车身侧滑。

③ 慢刹车。时速 50 公里时，冰雪路面的刹车距离是正常路面的 7 倍多。

④ 慢抬离合。起步慢抬离合，否则车轮容易打滑；换挡慢抬离合，特别是高速挡减低速挡时，如果过猛，就好比急刹车。

60 绿色出行时应该注意的安全

现在环保理念越来越深入人心，绿色出行也受到越来越多的重视，骑自行车和电动车的人逐渐增多，但在环保的同时，也不要忘了安全出行。下面

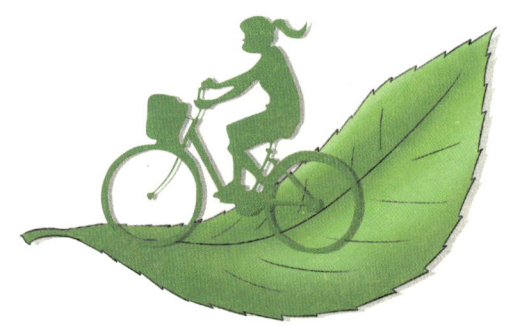

我们就了解一下如何才能让绿色出行环保又安全。

首先我们要知道驾驶自行车者必须年满12周岁；驾驶电动自行车者必须年满16周岁。购买电动自行车时要注意购买符合国家规定和标准的，电动自行车最高时速不应超过20公里，整车重量不应超过40千克。其次在骑车出门前要做好准备。

骑车前准备

- 了解天气情况，做好准备。

① 下雨下雪天，路面湿滑或结冰溜滑，最好不要骑车，应步行或坐公共汽车。

② 在艳阳高照或风沙弥漫的天气，最好准备一副运动型太阳镜，既能降低紫外线对眼睛的伤害还能保护眼睛免受树枝、沙尘、石子的攻击。

- 身体不适不要骑车。
- 出行前要检查车况、检查自行车车铃、刹车、变速器、车胎气、锁等没有问题后再出门。
- 在骑车前，要佩戴好护具，如头盔等。
- 阴雨天或晚间骑车时，要穿颜色鲜亮的衣服，或带上发光或反光用具，方便机动车驾驶员看见。

骑车时要注意

- 遵守交通规则，不闯红灯，不抢道，不逆行，要有序行驶，按规定让行。不走机动车道,在没有划分车辆分道线的道路上,应紧靠道路右侧行驶。
- 不骑双急车(急转弯、急刹车),不扶身并行(两人拉着扶着并排前行)、不互相追逐或曲折行驶。
- 在骑自行车转弯时,要伸手示意,切不可突然猛拐。
- 车速较快时,刹闸首先要点刹,做到慢慢把车刹好,不要急刹车。
- 不酒后骑车。
- 不超速行驶,法律规定电动自行车骑行的最高时速是15公里。
- 骑行当中不应使用耳机,否则会分散了注意力,听不到后面的喊话和机动车的喇叭声。
- 请勿在路中间随意停车和站立休息。
- 夜间行车,即使有路灯,它的光线强度也只是白天的1/10以下,请降低车速,谨慎行驶。
- 顺风不骑快车,逆风不低头猛踏,雾天控制车速,雨天行人不要突然横穿马路。
- 在与机动车平行骑行时,要尽量与机动车保持一定安全距离。
- 要注意避让驶入非机动车的机动车,如转弯或停车的情况。骑自行车从停着的汽车旁通过时,应十分留神,要按铃并降低车速,发现情况及时捏闸,否则可能会被下车的人开门时撞到。

61 遭遇事故,知道这些也许能让你保命

无论出行乘坐公共交通工具还是私家车,一旦遭遇交通事故,应第一时间拨打"110""120"。此外,遇到以下特殊状况时,请记住以下应急方法。

汽车落水

汽车落水先深呼吸再开车门。

- 汽车翻进河里,若车未全部淹没,应等汽车稳定以后,设法从门窗处离开车辆。
- 若水较深,先不要急于打开车门与车窗玻璃,因为这时车门是难以打开的。此时,车厢内的氧气可供司机和乘客维持5~10分钟。车内人员不要慌张,将头部伸出水面,迅速用力推开车门或玻璃,同时深吸一口气,再浮出水面。

爆胎

爆胎时不要猛打方向急刹车。

- 如果是前轮爆胎,应握紧方向盘,适度调整方向,以免汽车出现严重侧滑或旋转,同时采用连续点刹的方法逐渐降低车速。
- 如果是后轮爆胎,车子会倾向于爆胎那一边,只需握稳方向盘并连续点刹让车速逐渐慢下来即可。

火灾

公共汽车发生火灾后,首先要看清失火情况和部位,然后再选择逃生自救方法。

- 部分公交车在车门附近会有一个紧急按钮或者旋钮。紧急情况下,按下按钮或者旋钮,门开关系统就会失效,然后就可以直接推开车门逃生了。
- 如火焰封住了车门,但火势较小,乘客们可用衣物蒙住头部,从车门冲下。
- 如车门路线被火烧坏,开启不了,乘客应用救生锤砸开就近的车窗翻下。
- 如乘车人员衣服不慎被火烧着,千万别慌,更切忌乱跑;来得及脱下衣服,应快速脱下衣服,用脚将火迅速踩灭;来不及脱下衣服,可就地打滚，将火压灭。

◆ 如果他人身上衣服着火，可脱下自己衣服或其他布物，将他人身上的火捂灭，或用灭火器向其身上喷射。

◆ 如果坐长途车，最好选择离安全门或是车顶安全出口比较近的地方落座。

◆ 如果可以，请在之前就仔细看看如何打开安全门的说明，一旦发生事故，则没有时间看使用说明。

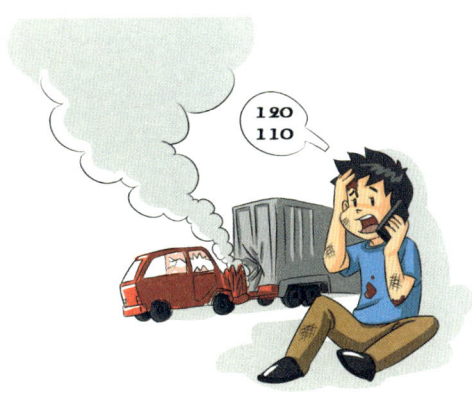

四、预防消费品相关伤害

当遇到产品伤害事件该怎么办？

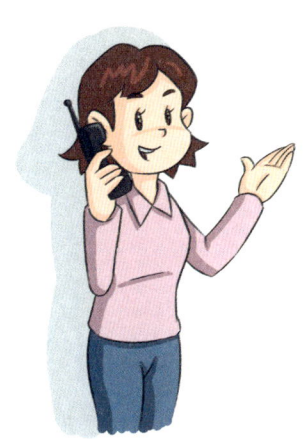

产品伤害是指用户在使用或消费产品时，因使用不当、产品质量缺陷或安全问题导致各种伤害的总称。产品伤害监测是在一定区域范围内，通过建立监测点，按照预定的监测指标，对与产品有关的人身伤害信息进行样本采集、监视测定的技术过程。广义的产品伤害监测还包括对产品在使用中自身非正常损坏和对人身安全存在潜在伤害可能性的信息采集与监视测定。

当遇到产品伤害事件，应立即送医进行救治，延误救治，会对人身造成严重伤害。同时，消费者可向国家质检总局缺陷产品管理中心报告有关产品伤害信息或提交缺陷线索。您的报告信息将收入国家产品伤害信息数据库中，用以综合判断和分析某产品是否存在安全隐患或存在缺陷，并依据国家法律规章开展相关工作。您提交的产品伤害信息报告，对于发现产品质量问题、查找产品安全隐患十分重要。早报告、早发现、早防控，不仅有利于保护您自身的利益，更有助于广大消费者免受同样的伤害或财产损失。

报告方式

——网站报告：www.dpac.gov.cn/niss

——邮件寄送：北京市朝阳区安立路 66 号安立花园 B 座 10 层（100101）国家质检总局缺陷产品管理中心

——投诉电话 / 传真：010-59799616/010-82800970

——回访调查电话：010-82961092

——电子邮件：tousu@dpac.gov.cn

——微信号：AQSIQDPAC

为保证您的合法权益及时得到保护，建议您同时向其他有关部门申请诉求。

73 选购和使用儿童玩具时应关注安全隐患

儿童在玩玩具的过程中，一些不太在意或者根本没有意识到的因素可能成为安全隐患，会给儿童带来意想不到的伤害。在玩具对儿童的诸多伤害类型中，机械性伤害是最常见的，如跌伤、割伤等。

机械性伤害

◆ 跌伤

儿童的手比成人小，如果自行车的闸把尺寸过大，儿童就握不紧，也就刹不住车子，一旦车子遇到障碍物，儿童因车子倒下而摔倒，引起跌伤。

◆ 割伤

玩具边缘太薄、太锋利，会引起儿童皮肤割伤的危险。

◆ 勒伤/窒息

用不透气材料制成的玩具袋，当袋子的开口周长大于360毫米时，儿童可以把袋套在头上。如果袋是用拉线或拉绳作封口方式，这就存在儿童被勒伤/窒息的隐患。

◆ 夹伤

玩具中活动部件的间隔，如果儿童手指能够插入，这就存在手指被夹伤的危险。

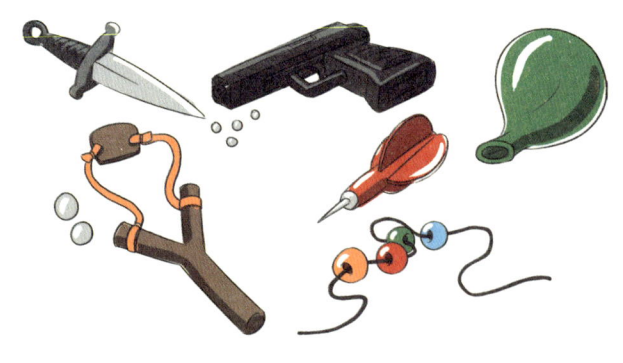

◆ 击伤

弹射玩具发射的力量过大，如击中儿童眼睛，就会产生严重后果。

◆ 刺伤

玩具的焊点、电子部件的尖点、小梳子的齿尖、金属丝的端点，以及木制玩具的毛刺等，都会引起儿童皮肤被刺伤的危险。

◆ 咽下和吸入异物

毛绒玩具的眼睛、鼻子，玩具娃娃衣服上的纽扣，玩具汽车的车灯、轮子以及玩具上的紧固螺丝、螺帽等，一旦被儿童取下，就存在咽下和吸入异物的隐患。

选购和使用玩具产品时注意事项

- 玩具产品都必须标明适合儿童使用的年龄范围，家长选购玩具产品时要注意其标识。
- 选择正规厂家生产的玩具，对于"三无"产品要拒绝购买和使用。如毛绒玩具的使用说明，至少应包含有产品名称、生产厂名、厂址、联系电话、主要材质或成分、填充物的成分及清洁保养、执行标准代号、适用年龄范围、安全警示等。
- 有锐利尖点和边缘的玩具应避免8岁以下儿童使用。
- 3岁以下儿童应避免有小零件的玩具，以免被吞食后塞住孩子的喉咙，玩具规格应为长6厘米、宽3厘米以上。
- 对于飞镖、弹弓、仿真手枪、激光枪等玩具一定要加强管理，防止儿童在使用过程中伤人。
- 儿童玩具不能含有有毒和危险的化学品。
- 选购玩具时应注意其是否易于消毒和洗涤，皮毛制的动物形象玩具，不能洗涤消毒，容易带菌，不卫生，不宜使用。
- 要定期检查孩子的玩具，特别小心有尖锐的边缘和尖点的玩具及有破裂的木头表面的玩具，要将破裂或分离的玩具及时修补起来。
- 玩具内的电池要定期更换，以免电池内的化学物质影响孩子的健康。

54 弹射类玩具易伤害儿童

近年来涉及弹射类玩具的伤害事故频发。经组织调查分析表明，一是因为市场上销售的部分弹射玩具产品由于设计不合理而存在安全问题；二是消费者忽略玩具产品上标注的安全警示标识，导致儿童在玩耍弹射玩具过程中伤害事件时有发生。

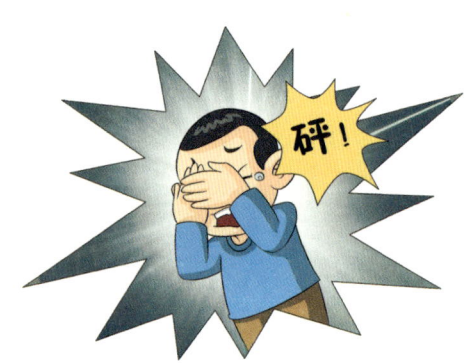

正确选购和使用弹射类玩具

- 不要给儿童购买或玩耍弹射物（即子弹）太小的弹射类玩具，有致儿童因吞咽或吸入子弹而发生窒息的危险。尤其是禁止3岁以下儿童玩耍此类弹射玩具。
- 不要给儿童购买或玩耍子弹存在危险锐利边缘或危险锐利尖端的弹射玩具。不要购买或玩耍硬质子弹端部直径过小的弹射玩具。
- 要购买或玩耍子弹带有保护端的弹射玩具。保护端应用磁性吸盘材料或弹性材料制成，且保护端不容易与子弹分离。如果保护端与子弹可以分离，应注意分离后的子弹不能从预定弹射机构中发射。
- 不要让儿童使用非玩具本身提供的子弹发射，如铅笔头、钉子和石子等有潜在危险的弹射物。
- 不要让儿童对着别人尤其是头部玩弹射类玩具。特别是子弹速度较快的，一旦瞄准脸部或眼睛发射，可能会击伤面部或者眼睛。
- 不要给儿童玩耍成人用的飞镖类体育用品，有致儿童因玩耍该类产品而被可触及的功能性锐利尖端划伤或刺伤的危险。
- 特别注意不要给儿童购买或玩耍子弹过小的吸水弹弹射玩具（子弹吸

水膨胀后方可发射)。一旦儿童因某种原因吞咽或吸入子弹,子弹在体内吸水膨胀,可能会导致窒息、肠梗阻等伤害。如果监护人发现儿童误吞或吸入吸水弹,或者儿童出现突发性的腹痛、恶心、呕吐及腹泻等疑似吞食吸水弹的临床症状,应立即送医进行救治。在已发生的事故中,部分儿童在吞食吸水弹的初期仅表现出疑似流感症状,有可能造成误诊,延误救治,会对儿童造成严重伤害。

◆ 向经营者索取发票或其他购物凭证,作为日后维权的重要凭证。

65 谨防玩耍儿童滑板车伤害

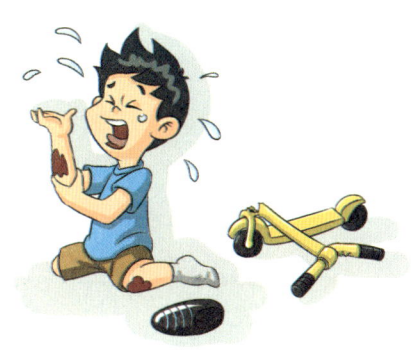

儿童滑板车导致儿童伤害的主要原因:一是市场上销售的部分儿童滑板车产品由于设计制造原因存在安全隐患;二是儿童在使用过程中,没有佩戴相应的安全防护设备,如头盔、护膝、护肘等。

正确选购和使用儿童滑板车

◆ 检查产品说明书及产品标识是否齐全,包括生产厂家名称、地址,产品名称、型号,安全警示语等,同时根据产品的适用年龄段及体重,选择适宜的产品。

◆ 检查车体是否牢固,是否存在焊接不牢的情况。必要时可以试骑,观察折叠机构、手把、转向管、脚踏板、轮轴等部位是否有明显变形或损坏。

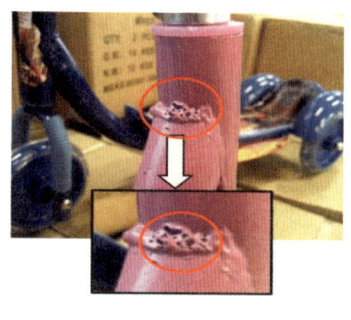
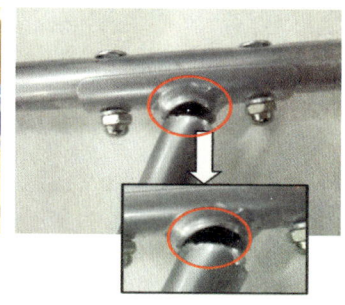

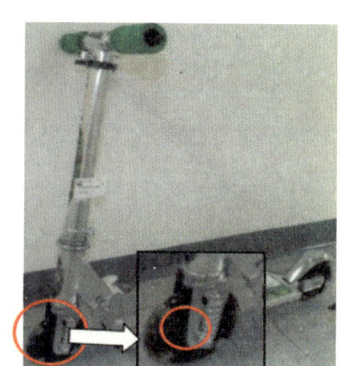

- 检查是否存在跟儿童手指差不多大小的圆孔、夹缝（5~12毫米），以免夹伤儿童手指；检查折叠或滑动部件之间的间隙是否容易夹伤儿童。
- 检查金属部件上是否有锋利的边缘及尖端，以免儿童受伤；检查是否有突出的杆件或尖角。车把上的把套应由弹性材料制成并应具有扩大的尾端。把套安装应牢固，以免儿童摔倒时被刺伤。
- 检查是否带有制动装置，尽量选用有制动装置的滑板车，否则遇到紧急情况时无法制动。
- 检查把立管和把横管的长度调节机构是否能够锁紧，使用快拆装置应有"打开（open）"和"闭合（close）"的警示标志，防止骑行中突然脱开或失效。
- 检查把立管上是否有最小插入深度的永久性标记，且把立管的插入深度不得小于把立管直径（直径应大于40毫米）的2.5倍，防止玩耍时把立管脱出导致儿童受伤。
- 检查踏板上是否采取了防滑措施，如防滑贴、防滑纹理等。不要选择表面非常光滑的踏板，以免儿童使用时脚滑出踏板，造成摔伤。
- 检查使用的管件和前车轮的直径（分别应大于40毫米和120毫米）；检查是否存在小零件，以免因儿童误食而发生窒息危险。

◆ 向经营者索取发票或其他购物凭证,作为日后维权的重要凭证。

另外,在儿童使用时,应注意佩戴合适的安全防护装置,如头盔、手套、护肘、护膝等;玩耍时,家长应尽量在旁监护,并远离交通道路和行驶车辆,以免意外事故发生。

66 "跳跳杆"虽好玩,但要注意安全隐患

跳跳杆,又称娃娃跳。玩耍时,儿童用脚蹬在脚踏板上,手握住手柄,反复做下蹲和跃起的动作,杆体内部弹簧收缩和弹开,使跳跳杆重复出现触地弹起的动作,而形成一种跳跃健身运动。

儿童在使用跳跳杆的过程中,由于跳跳杆产品缺陷,可能导致儿童失稳跌倒,造成头部、肢体及躯干的挫擦伤、扭拉伤、骨折等;如果儿童在跌落时碰到锐利边缘、尖端、突出物时,还可能造成更严重的伤害。另外,某些伤害案例表明,长时间使用跳跳杆,可能会导致关节受损。

正确选购和使用"跳跳杆"

◆ 选购跳跳杆玩具时,应检查产品说明书及产品标识等是否齐全,包括生产厂家名称、地址,产品名称、型号,安全警示语,适用标准等,

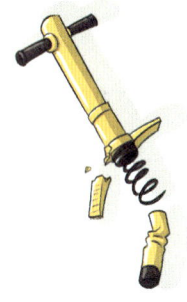
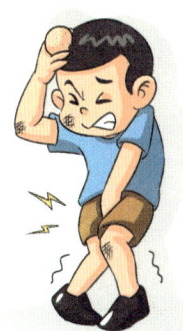

并根据产品的适用年龄段,选择适宜的产品。
- ◆ 向经营者索取发票或其他购物凭证,作为日后维权的重要凭证。
- ◆ 使用跳跳杆玩具,应做好定期检查及维修保养工作。如检查跳跳杆的弹簧是否存在卡滞的情况;检查跳跳杆底部橡胶缓冲垫、脚踏板等部件是否安装牢固;检查跳跳杆扶手保护端是否容易拉脱;检查跳跳杆产品是否存在锐利尖端、锐利边缘及突出物等,防止意外事件发生。
- ◆ 儿童在玩耍跳跳杆玩具时,应注意佩戴合适的安全防护装置,如头盔、手套、护肘、护膝等。玩耍时,应选择在平坦坚实的空地玩耍,避开楼梯、台阶等危险场所,并远离交通道路和行驶车辆,家长应尽量在旁监护,避免意外事故发生。

57 误吞磁铁玩具小零件会对儿童造成永久伤害

近年来涉及磁铁玩具的伤害事故频发。常见的磁铁玩具主要包括:强力磁铁套装、发声磁铁玩具、磁性拼图、磁性积木、磁性钓鱼玩具、磁性运笔迷宫玩具、磁性飞镖玩具、内置磁铁摆造型玩具、磁性绘画板玩具等。

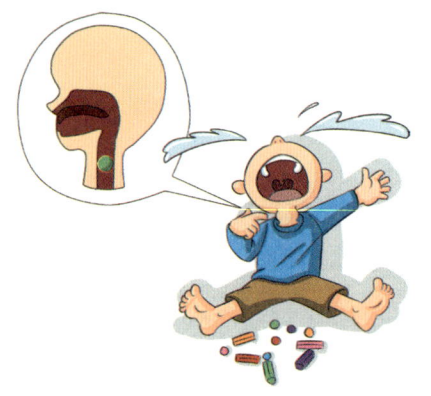

部分磁铁玩具中含有磁性小零件或小球,如果儿童误吞或吸入,有可能造成窒息。如果儿童吞食两个及两个以上的强力磁铁(磁通量指数 $\geqslant 50 kG^2mm^2$ 的磁铁为强力磁铁),或者吞食强力磁铁和其他铁磁性物体(铁、钴、镍),磁铁会在消化系统中与另一个磁铁(或铁磁性物体)吸附,并对肠壁产生压力,可能引起肠胃穿孔或肠梗阻,严重时可能危及生命。在很多情况下,这些磁性部件需要通过手术移除，会对儿童的消化道造成永久性伤害。

正确选购和使用磁铁玩具

- 选购时应检查产品说明书及产品标识等是否齐全，包括生产厂家名称、地址，产品名称、型号，安全警示语，适用标准等，并根据产品的适用年龄段，选择适宜的产品。
- 选购时应注意产品中是否存在磁性小零件，特别是磁通量指数 $\geq 50KG^2mm^2$ 的强磁性小零件。不要让8岁以下儿童玩耍含有强磁性小零件的玩具，以防儿童误吞或吸入强磁性小零件，造成窒息、肠道穿孔等伤害；8岁及8岁以上的儿童在玩耍此类玩具时，家长应仔细阅读相关的警示说明，并做好监护和必要的提醒，防止意外事件发生。
- 向经营者索取发票或其他购物凭证，作为日后维权的重要凭证。
- 如果监护人发现儿童误吞或吸入磁性小零件，或者儿童出现突发性的腹痛、恶心、呕吐及腹泻等疑似吞食磁性小零件的临床症状，应立即送医进行救治。在已发生的事故中，部分儿童在吞食磁性小零件的初期仅表现出疑似流感症状，有可能造成误诊、延误救治，会对儿童造成严重伤害。

68 童车选购中的安全问题

童车按照适用年龄及使用功能可分为儿童推车、儿童学步车、儿童三轮车、电动童车和儿童自行车。

童车实行强制性产品认证制度，在购买童车时，标识上必须有"CCC"认证标志。要根据儿童的年龄：6个月以下适宜使用可以躺坐、能够折叠、带遮阳罩的推车；6个月以上应选择既能躺又能坐的轻便伞车；蹒跚学步时可以选择帮助学习走路的婴儿学步车；随着年龄增长可以逐步选择儿童三轮车、电动童车、儿童自行车等儿童操作主动性相对大的童车产品。

选购注意事项

◆ 儿童推车

查看整车的结构牢固性，推车的锁紧机构和保险装置要齐全和可靠；推车上围离坐垫的高度要合适，肩带、腰带、胯带、带扣、安全带等装置要牢固可靠。

◆ 儿童学步车

购买时应注意其折叠锁定机构应牢固可靠；学步车的座兜高度应合适，其底部距离地面的高度应大于160毫米，以保证在使用中儿童的脚部及关节不会因为腿部长时间的弯曲而导致损伤；应检查学步车的脚轮安装后应在一个平面上，使用中均应灵活转动；可以选购带有辅助固定装置的学步车，在需要时能够防止学步车移动。

◆ 儿童三轮车

要注意在把手及座位之间的区域不得有任何可能造成伤害的凸起；车体上不得有任何可能造成伤害的挤夹点；任何可能触及的活动部位上或活动部位之间的孔隙均应小于5毫米或大于12毫米，以防小孩夹伤手指；带有辅助推杆的三轮车在购买时应认真检查，如发现辅助推杆有安装不牢固或材质较薄等情况，应慎重购买；三轮车的脚蹬最低处离地不应小于40毫米，避免儿童在骑行中脚部容易碰地导致受伤；三轮车的靠背应安装牢固，可以用手试

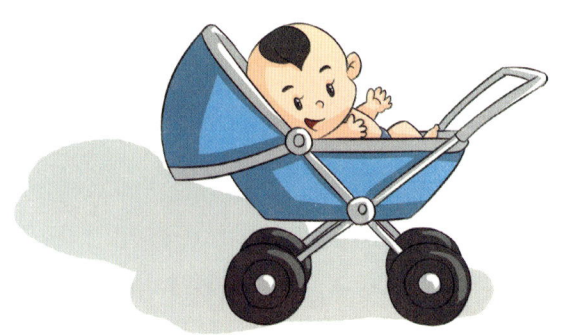

拉靠背，不应发生脱落的情况。

◆ 电动童车

选购时应该试一试电动童车的驱动轮是否带有刹车装置，在电门松开时电机应能自动刹车。简单的方法可以在不接通电源的情况下用手转动驱动轮，应能感觉到明显的阻滞感，说明电机采用了刹车装置。电动童车的最大速度不能太快，标准规定应不超过 8 公里 / 小时。

◆ 儿童自行车

选购时应结合儿童的年龄和身材、高矮，选择合适的尺寸，鞍座高度应在 435~635 毫米范围内。儿童自行车应都配有辅助的平衡轮，用于帮助儿童在骑行中掌握平衡，以起到保护作用。选购时应特别注意平衡，轮支架的强度，以及平衡轮距中线的距离应大于 175 毫米，才能在需要时起到有效的保护作用。儿童自行车的链罩是必不可少的，无论何种链罩，都要能使儿童不能轻易碰到链条为好，以防儿童将手指伸入其中受到伤害。儿童自行车手闸的闸把尺寸也是很重要的项目，其尺寸不宜过大，否则将影响到刹车的操作。

69 童车使用安全不容忽视

维护保养

童车是一类能承载儿童体重的乘骑类产品，结构相对复杂，因此维护保养是让童车持续保证产品安全的重要环节。

◆ 学习维护保养说明

作为监护人，首先应充分学习所购童车的维护保养说明，并遵照执行，切忌按照自己的经验维护而忽略童车本身的安全警示和维护保养要求。

◆ 定期维护保养

童车产品应遵照使用说明进行定期的维护保养。如电动童车的充电电池定期维护、儿童自行车车闸的定期检查与调整、儿童推车可拆洗织物的定期清洁等；另外，应根据儿童成长的身高等因素调整鞍座高度等。

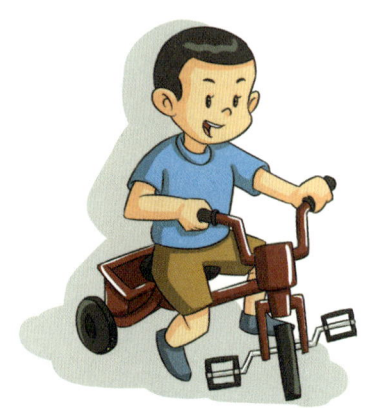

◆ 特别关注自行组装的童车

目前童车销售有 2 种方式：一种为商家已组装好；一种为需要消费者自行组装，特别对于网购产品，商家提供的是未经组装的半成品。因此，监护人应根据厂家使用说明中的提示，组装童车，并应对组装的童车进行全面的检查和调整，应特别关注各类紧固件的牢固性、折叠机构的有效性、鞍座的高度、车闸的尺寸调整等。

◆ 关注使用前后的检查

使用前的检查主要为功能性检查，如刹车装置是否有效、折叠机构是否可靠、折叠保险机构是否锁定、护套和保护件是否牢固等。童车使用后应进行检查，特别应及时进行清洁，在清洁的过程中检查是否存在安全隐患。

有效监护

鉴于童车使用的运动特殊性，童车产品质量安全并不代表使用安全，监护人的有效监护是童车使用安全的守护神。

◆ 实时的陪同监护

儿童乘坐推车时，看护人不应离开，而且驻车一定要使用制动装置，避免儿童推车滑行、翻倒，造成儿童受伤。另外，儿童使用童车时，应同时关注对共同玩耍的儿童及周边人群的安全。

◆ 安全的使用环境

儿童推车、儿童三轮车、电动童车和儿童自行车，建议在公园、小区、校园等的平整、非交通道路的场地使用；禁止在交通道路、斜坡、泥水地面、台阶、水池边、路况复杂（人多、物杂等）等场地使用。儿童学步车，建议在室内、小区水泥平整路面场地使用；禁止在高低不平的路面、斜坡、楼梯口、浴室、厨房和靠近电器等场地使用；禁止在带玻璃的门、窗或家具旁使用，以防撞击其上的玻璃而产生危险等。

◆ 必要的培训和保护措施

监护人在使用前应对车辆功能、车辆方向、刹车系统、简单的危险识别、不能去的场地等进行基本的、儿童能理解和认知的培训。同时，使用时应尽量配备保护措施，如安全头盔、护具等。

◆ 切忌童车作其他用途使用

童车的设计和制造已充分考虑到稳定性和相应载荷性能，切记不要用童车承载超过规定的重量，以免造成整车坍塌。

70 儿童乘坐"摇摇车"一定要当心

目前我国电动摇摆机使用极为普遍，在城乡生活居住区、商场以及许多其他公共活动场所随处可见。近年来已发生多起儿童乘坐电动摇摆机导致的伤亡事故。

儿童乘坐电动摇摆机玩耍时，必须保证儿童处于看护人的视线范围内。

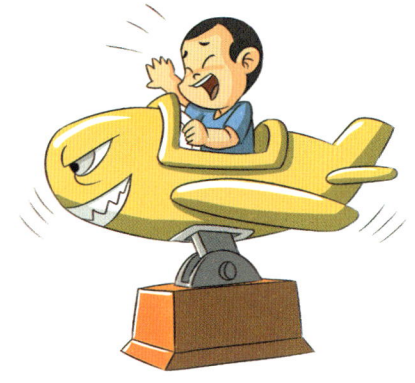

看护人要注意

- ◆ 尽量选择驱动（传动）装置被有效遮蔽保护且不易被儿童触及的电动摇摆机。
- ◆ 严禁儿童肢体抓握或接触正在运行的摇摆机的外露驱动（传动）装置，以免造成儿童肢体挤夹伤害，甚至严重时导致肢体被绞断。

- ◆ 注意电动摇摆机是否存在容易划伤儿童皮肤的锐利边缘或锐利尖端，以及容易夹伤手指的间隙或孔洞；注意摇摆机上是否有易被儿童摘下的细小零部件，以免被低龄儿童误食或放入鼻孔造成窒息的危险。
- ◆ 注意儿童不宜持续长期地玩耍音乐播放音量过大的电动摇摆机，以免造成儿童不可逆转的听力伤害。
- ◆ 尽量选择有安全束缚装置的电动摇摆机，以免儿童在玩耍过程中发生因跌落、滑落、撞击等导致伤害的危险。

电动摇摆机经营者

- ◆ 定期检查电动摇摆机，特别是安装使用于室外环境的电动摇摆机，注意外露电源线是否破裂，接地措施是否完好。
- ◆ 选择带漏电保护的电源开关供电动摇摆机使用。

71 警惕儿童笔类文具危害

儿童文具是每个学生都要使用的日常消费品，与学生朝夕相伴。部分笔类产品造型独特或带玩具功能，备受学生青睐。

市面上有些笔类文具如果被儿童作为文具使用，其设计可能不符合国家学生用品标准要求，一旦被儿童吞咽，可能会导致儿童窒息。

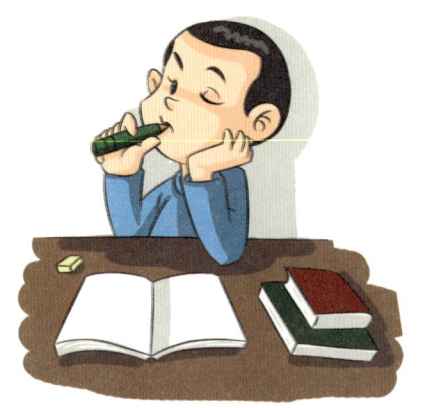

正确选购儿童笔类文具

- ◆ 不要购买无任何生产商标识的笔类产品作为学生用品给儿童使用。
- ◆ 进行以下检查。

① 检查笔帽：尽量选择尺寸较大的笔帽，或者设计有突出笔夹，以防止儿童意外吞咽笔帽；或者笔帽顶端设计有孔，且孔要尽量大些，主要目的是为了笔帽一旦被儿童意外吞咽卡在喉咙部位时，仍留有空隙供空气进入，保持一定的呼吸，以延长抢救时间，避免出现窒息的情况。

② 检查尾塞：如设计有尾塞，应检查尾塞牢度是否足够大，不易被抓取；或尾塞有空气通道设计，以防尾塞脱落被儿童误食导致窒息的危险发生。

- 尽量不购买造型独特、有玩耍功能的笔类产品给儿童作为文具使用，以免儿童在使用过程中受伤。
- 家长应避免小孩养成"咬笔"的习惯，以免笔帽、尾塞等被误吞入喉咙，发生危险；如果笔夹、尾塞脱落，不应再给儿童作为文具使用。

72 儿童服装选择不当伤害多

儿童服装，一般泛指从出生到14周岁人群穿着的服装。其中，3周岁以内的儿童服装又称为婴幼儿服装。

常见危险

- 拉链、纽扣等附件导致的窒息危险

如果拉链头、纽扣等服装上的附件固定不牢固而松脱，可能会造成儿童

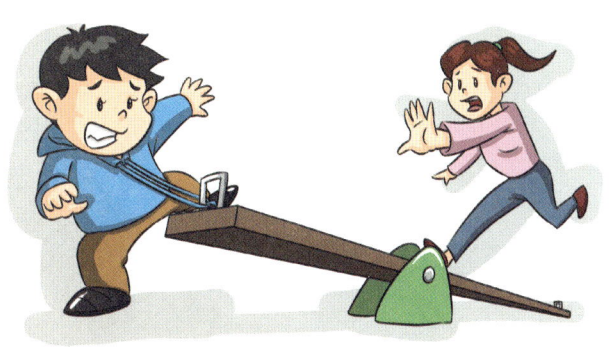

误吞或吸入，进入呼吸道后可能会堵塞呼吸道导致窒息；进入消化道后，会导致肠梗阻、肠管扩张，严重时会导致肠穿孔、肠坏死，甚至存在生命危险。

◆ 绳带导致的窒息危险

如果儿童及婴幼儿服装带有抽拉绳带、带子过长、绳带的自由末端使用装饰物或容易形成活结、绳圈，儿童玩耍时可能会被家具、电梯、交通工具或滑梯等游乐设施上的突出物、缝隙缠住或夹住，可能会导致儿童窒息甚至死亡等危险。

正确选购和穿着儿童服装

- ◆ 不买无厂名、厂址标识的儿童及婴幼儿服装产品。购买前应仔细检查说明书及产品标识等是否齐全，包括生产厂名称、地址，产品名称、型号，安全警示语，适用标准等。
- ◆ 选择款式简单的服装。不要给儿童选择头部和颈部有任何绳带的服装，同时要注意服装其他部位的绳带是否过长或容易形成活结、绳圈。因为这些结构很容易缠绕住脖子，或者被外物夹住，给儿童的安全带来隐患。尽量为婴幼儿选择附件较少的服装。
- ◆ 向经营者索取发票或其他购物凭证，作为日后维权的重要凭证。
- ◆ 购买后，如果发现产品上带有绳、纽扣等附件，可以考虑将抽拉绳、绳带丢弃；加固纽扣或拉链头、固定易于松脱的绳带；通过检查边缘是否有尖锐的毛刺以避免刮伤等方法来排查产品潜在风险。
- ◆ 切记对儿童及婴幼儿服装做好定期检查及修复保养工作。例如：检查纽扣有没有松动或散线，确保钉牢后再给儿童穿戴，以免发生因儿童误吞而发生危险。
- ◆ 监护人对服装上纽扣的缺失不能掉以轻心。如果监护人发现

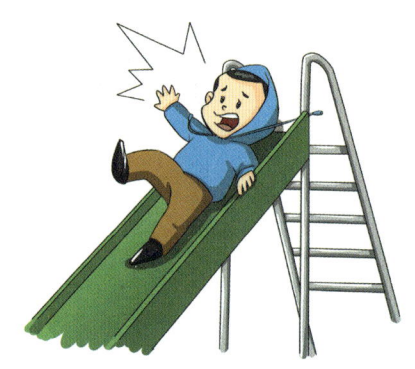

儿童误吞纽扣等附件，或者儿童出现突发性的腹痛、恶心或呕吐等疑似吞食硬物的临床症状，应立即送医进行救治。

73 新奇型打火机易吸引儿童玩火

新奇型打火机是一种常见的产品，其外观类似卡通形象、玩具、枪、表、电话、乐器、汽车、人体或人体的一部分、动物、食品饮料等，还有能发光的灯或可动部分等具有一定娱乐性，整体看起来对儿童有吸引力。这种打火机与一般打火机功能无异，可充灌多种燃料包括丁烷或液体燃料等，是一种能产生火焰的装置，使用者通常用来点燃香烟、雪茄或烟斗。

儿童本身好奇心旺盛，可能会把新奇型打火机当作玩具玩耍，因而造成伤亡的事故。

主要伤害形式

◆ 烧烫伤

儿童玩耍打火机，导致头部、上肢以及全身多部位的烧烫伤，甚至死亡。

◆ 火灾事故

儿童玩耍打火机，引燃衣物、被子等易燃物，进而发生火灾。

消费者购买和使用注意事项

- 家中有幼儿的家长尽量不要购买外观亮丽、造型奇特类似玩具的新奇型打火机作为日常使用。
- 选择正规厂商，具有防止儿童开启装置或电子夹加重的打火机。打火机的机身或其包装盒上应有警告标记附有警告标识及文字说明。
- 打火机务必放置于儿童无法拿到的地方，谨慎保存，切勿随手丢弃。
- 儿童本身好奇心旺盛，不要在儿童面前操作使用打火机，儿童经常模仿大人的行为，以防止儿童模仿。
- 对已经有一定理解能力的儿童，家长应进行引导，告诉儿童玩火的危害。家庭、学校等应适当进行玩打火机危险性的教育。

74 激光笔类产品千万别看

激光笔造成伤害的主要原因是热效应，伤害的主要部位是眼睛和皮肤。由于眼睛成像的特性，当激光穿过眼睛时，激光会被聚焦在视网膜上非常小的一点，导致温度瞬间增加，破坏视网膜的感光细胞。如果激光的能量足够强，在尚未引起眨眼反射的情况下（通常时间不足1秒），就会对其造成永久性的伤害。右图为眼睛在受到

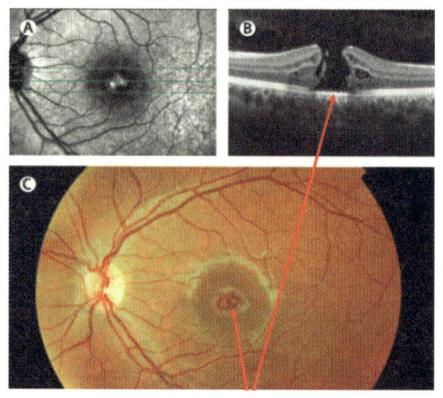

激光笔照射后导致黄斑区永久性损伤的伤害事故示例。需要注意的是，即使较小功率的激光也可能对眼睛造成伤害，某些高强度激光即使是经过物体表面散射后仍然对眼睛有很大的伤害。此外，高功率的激光也可能导致皮肤烧伤。

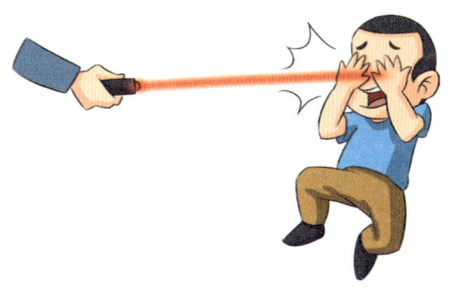

网络上售卖的激光笔，通常具有非常高的功率，甚至可以点燃火柴、香烟、衣物等，存在导致火灾的危险。而消费者通常意识不到激光笔能够引燃其他物品，所以存在较大安全隐患。激光笔不仅会对眼睛造成直接伤害，而且会干扰正常的视物，造成视觉残像、闪光视盲和眩光，还可能会导致其他事故的发生。

预防措施

- 课堂教学、会议讲解等需要使用激光笔类产品的场合，可以使用 3R 以下级别产品。选购激光笔时，应检查产品说明书及产品标识等是否齐全，包括生产厂家名称、地址，产品名称、型号，安全警示语，适用标准等。并向经营者索取发票或其他购物凭证，作为日后维权的凭证。
- 儿童玩具中的激光器应满足 1 类激光辐射功率限值的要求。市场上作为玩具售卖的激光笔（很多具有炫目的效果），大都高于此限值要求，存在极大的安全隐患，不能给儿童购买和玩耍。
- 使用 3R 以下级别激光笔前，应仔细阅读产品说明书，并严格按照产品既定用途使用。切勿使用激光笔照射人的眼睛、皮肤，特别是切勿使用激光笔照射车辆、飞机等，因为会严重影响驾驶员和飞行员的正常视物，进而可能会造成严重的事故。

75 燃气热水器使用时的危险及预防措施

近年来涉及燃气热水器的伤害事故频发。常见的燃气热水器主要包括：自然排气式燃气热水器（简称烟道式燃气热水器）、强制排气式燃气热水器（简称强排式燃气热水器）、自然给排气式燃气热水器（简称平衡式燃气热水器）和强制给排气式燃气热水器（简称强制平衡式燃气热水器）。

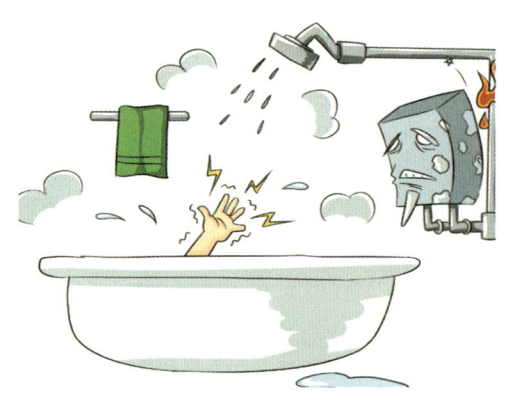

常见危险

◆ 一氧化碳中毒

① 使用国家明令禁止的直排式燃气热水器。

② 使用超出国家规定使用年限的燃气热水器。GB 17905-2008《家用燃气燃烧器具安全管理规则》规定，燃具从售出当日起，人工煤气的热水器报废年限为 6 年，使用液化石油气和天然气热水器的报废年限为 8 年。

③ 燃气热水器未正确安装，甚至没有安装排烟管。

④ 未正确使用燃气热水器。不要用毛巾、抹布等堵塞燃气热水器的进、排气口。

⑤ 燃气热水器烟气中一氧化碳含量超标。

⑥ 燃气热水器管路泄漏。

◆ 触电危险

① 燃气热水器的电气绝缘不够或液体泄漏影响电气绝缘，可能会导致触电。

② 燃气热水器未可靠接地。

◆ 着火危险

① 燃气热水器周围有窗帘等易燃物品。

② 燃气热水器的非金属材料防火等级不够或液体泄漏导致短路着火。

◆ 烫伤危险

① 水温未调节合适就开始淋浴。

② 燃气热水器工作时外壳温度较高,用手直接触摸会导致烫伤。

正确选购和使用燃气热水器

◆ 选购

① 仔细检查产品的铭牌、说明书,是否清晰的标明产品名称、规格型号、制造商名称及地址、执行标准,是否有生产许可证等。

② 不要购买和使用国家明令禁止的直排式燃气热水器。

③ 选择强制排气式或强制平衡式的燃气热水器时,需注意防止风力倒灌引发排烟不畅,从而导致的一氧化碳中毒危险。

④ 在正规渠道购买,并保留购物发票。消费者在选购燃气热水器时,应该通过大型超市、合法的网络卖场等正规渠道购买。此外,一定要保留购物发票,作为日后维权的凭证。

◆ 安装

① 要由有资质的专业人员按照安装说明书正确安装燃气热水器和排烟管。燃气热水器要安装在空气流通良好的位置,严禁安装在浴室等相对密闭的空间内,排烟管必须通向室外,否则可能导致一氧化碳中毒危险。

② 常见安装问题:未安装排烟管;排烟管未通向室外;安装在相对密闭的空间,如浴室、卧室、橱柜、楼梯、客厅、地下室等;管路密封不严。

◆ 使用

① 使用前需要仔细检查,对于超出国家规定使用年限的燃气热水器一定不要使用。

② 使用前，仔细阅读产品说明书，尤其要注意安全注意事项。

③ 定期检查维护，防止管路泄漏。

④ 建议安装一氧化碳报警器。

⑤ 使用燃气热水器时尽量打开窗户，保持室内通风良好。

76 压面机伤人事故时有发生

在压面机工作过程中，如果把手伸入压面机内部，头发或衣物不慎卷入压面机内部，都可能导致人身伤害甚至死亡，因此存在较为严重的安全隐患。

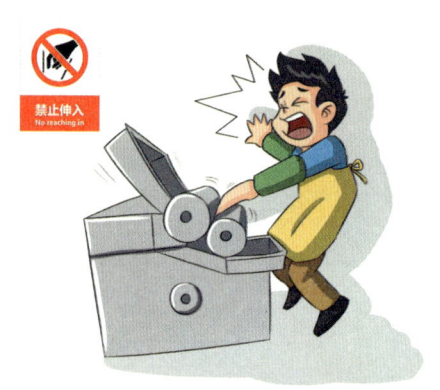

正确选购和使用压面机

- 选购有防护杆、防护罩的压面机，可以一定程度上降低伤害事故发生的概率。
- 选购有相关警示说明或使用说明的压面机产品，并在使用时，严格按照产品说明书或相关警示说明进行操作。包括：

① 如何清理与食品接触的表面。

② 可能存在风险的警示。

③ 保障用户安全所必须采取的防护措施。

- 在压面机正常工作过程中，严禁把手伸入压面机。
- 在操作压面机时，需要将头发进行有效包覆，不要佩戴围巾等物品；不要穿宽松或带下摆的衣物，以防卷入压面机内造成伤害。
- 如要清洗机器或拖拽面团，请一定先拔掉电源插头。

- ◆ 禁止儿童操作压面机。
- ◆ 一旦发生伤害事故，请立刻断电，并联系相关救援机构。特别是手被卷入时，不要尝试把手拉出来，以防造成更加严重的伤害。

77 电热暖手器的常见危险及预防措施

储热式电热暖手器，俗称暖手宝、电暖袋，是一种把从电能获得的热能储存到储热芯体内，并随即自然释放，供手部取暖的器具。

常见危险有爆炸、烫伤、触电、起火。

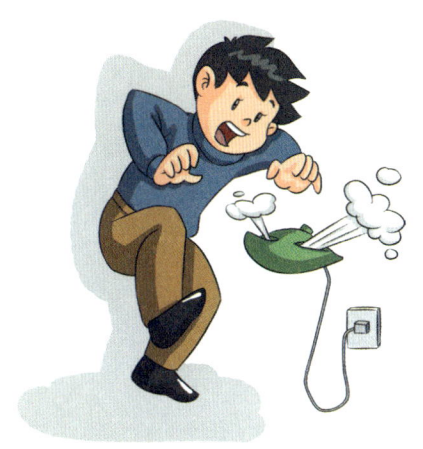

选购时注意事项

- ◆ 在购买暖手器前应仔细检查外观是否干净整洁、无破损。不要购买外观像玩具的暖手器，因为会吸引儿童玩耍，而儿童缺乏用电常识，玩耍时可能会造成不可预知的危险事故。重点查看产品的铭牌、说明书，是否清楚地显示产品名称、规格型号、制造商名称、执行标准（GB 4706.1-2005；GB 4706.99-2009），是否有自愿认证标识等。
- ◆ 在选购暖手器时，可以用手适当按压暖手器，如果整个暖手器中间部位没有明显发热元件，仅是两个圆柱形凸起，即可能为危险性极大的产品，一定不要购买。
- ◆ 消费者在选购暖手器时，应该通过大型超市、合法的网络卖场等正规渠道购买。此外，一定要保留购物发票，作为日后维权的凭证。

使用时注意事项

◆ 使用前,仔细阅读产品说明书,尤其要注意安全注意事项。

◆ 通电时不得使用暖手器;不要长时间使用暖手器,以免低温烫伤。

◆ 不要在暖手器上放置尖锐物品;不要挤压、摔打暖手器。

◆ 不可以作为玩具给儿童玩耍;婴儿及生活不能自理者不要单独使用暖手器。

◆ 不要与热水袋等其他热源同时使用,以免造成局部过热。

◆ 使用前要检查暖手器,如有破损现象,切勿使用。

78 你知道吗？安全风险存在于劳动生产的各个环节!

安全发展、以人为本已经成为当前的基本国策。安全生产不仅仅是个人的安危，同时也是经济建设的前提条件和最重要内容。我们一定要知道作业时的安全风险和如何预防。

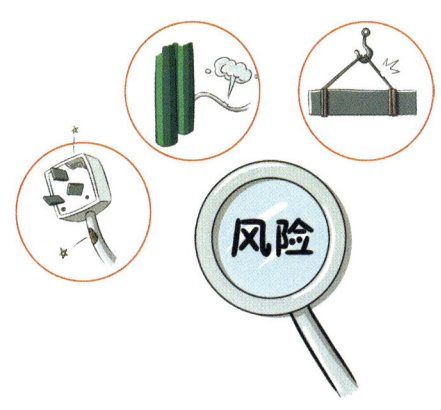

是否安全取决于风险的程度。风险高，事故发生的概率就高，如矿难就与该工作的高风险程度有直接关系。如果对于工作中存在的危害和危险缺乏认识，或没有采取相应的有效风险控制措施，相当于在默认和等待事故发生。实际上，安全风险是存在于劳动生产的各个环节中的。

常见风险

- 各种生产作业活动过程会由于作业环境的不良而发生事故。如高温高湿的环境，易于发生疲劳或中暑，在有毒气泄漏的环境中会导致窒息、中毒甚至死亡。
- 使用机器设备时也可能带来各种伤害。如吊装作业时起吊设备上的高空坠物会砸伤人，使用手动电动工具插头或线缆破损带电作业时会引起触电，砂轮缺少防护罩时的物件破碎可以导致崩伤人，快速旋转的机器中物件脱落会将人体击中导致受伤等。
- 不同的劳动负荷和由于人们不同的作业方式也会带来伤害。如连续加班加点，工作过度疲劳时的反应能力下降导致误操作或长时间弯腰导致腰肌劳损等。另外，在办公室工作如用电不当或吸烟烟头乱扔会带来火灾风险等。

79 你从事的工作属于高危行业吗?

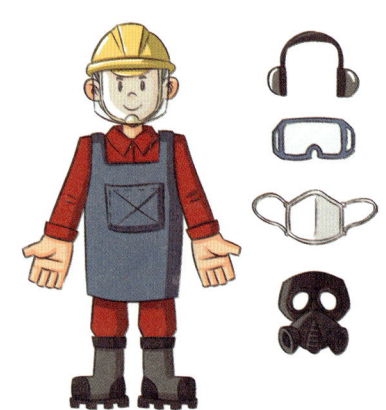

作业风险较高的行业我们一般称为高危行业,主要指的是建筑施工、矿山作业和涉及危险化学品等作业活动。这些作业领域都属于高风险作业活动,在高风险作业领域工作,容易发生事故。每年因为工伤事故导致的死亡人数居高不下。一旦发生事故,不但死亡人数多,受伤的人数也很多。

我国对于伤亡有很多种分类方法和国家标准,其中常用的方法主要是参照《企业职工伤亡事故分类标准》(GB 6441-1986)的方法。综合考虑起因物、引起事故的诱导性原因、致害物、伤害方式等,将危险因素分为20类:① 物体打击;② 车辆伤害;③ 机械伤害;④ 起重伤害;⑤ 触电;⑥ 淹溺;⑦ 灼烫;⑧ 火灾;⑨ 高处坠落;⑩ 坍塌;⑪ 冒顶片帮;⑫ 透水;⑬ 放炮;⑭ 火药爆炸;⑮ 瓦斯爆炸;⑯ 锅炉爆炸;⑰ 容器爆炸;⑱ 其他爆炸;⑲ 中毒和窒息;⑳ 其他伤害。

这些事故种类在高危行业中发生的机会较多。我们应该了解自己从事的工作是否是高危行业,主动学习作业可能有的危险有哪些,了解如何预防这些事故的发生,养成良好的生产作业习惯。

80 小心!你有这些生产行为习惯吗?

认识风险后最需要做的事情,就是如何采取相应的控制措施预防事故发生。人们经常犯的错误就是习惯性违章,这都是由于一些不良的习惯和思想导致的。如，经常想走捷径、图省事、有侥幸心理、无视安全提示等。所以，养成良好的安全行为习惯对于预防事故发生至关重要。

一些日常的不良生产行为习惯可能就是造成伤害的最主要原因。

不良行为习惯

- 没有经过安全培训，不了解作业时的风险，不熟悉机器、设备的性能，盲目进行操作易发生事故。人们在从事生产作业前一定要进行相应的安全培训，掌握相关知识技能后才能上岗。
- 对于工作的安全操作规程不了解，或为了省事、省时间不按照规程操作。如按照规定，进行检修维护时应关闭电源，实际操作时为省事，不关电源带电作业会导致电伤害。
- 对于作业场所中的安全警示标识不重视。根据规定在严禁烟火的场所会设有明确的警示标识，如在该场所随意丢烟头就可能导致火灾发生。
- 不穿戴或穿戴不合格的劳动防护用品，如建筑工地作业不戴安全帽等。
- 作业场所管理混乱或缺少应急设施等。如在经过一些孔洞处或车辆通行的路口，无防护也不注意瞭望，这些情况都会导致事故发生。

一定牢牢记住：良好的安全习惯是预防事故发生的法宝！

81 遵循这四个原则，让安全事故远离你！

国家和有关各部门早就出台了一些法规、标准就安全生产方面的问题予以明确的规定和规范。对企业规定了其法律责任以保证从事生产的劳动者的安全；对劳动者明确了责任和义务。我们要知道，了解和遵守以下的四项原则是我们安全的重要保证。

守法是基本保障

我国在安全生产方面已经出台了《安全生产法》和《职业病防治法》等基本法，还有很多安全规章和技术标准。这些法律法规的重要作用是明确企业在生产经营活动中的安全基本要求和应承担的主体责任，规范作业活动中的安全作业和技术要求，以及在安全管理等各方面的法律责任和义务；明确员工的权利与义务，以及违反相应的法律法规造成事故后的法律责任追究等要求。所以，遵守国家法律法规和标准对于安全生产是基本的保障条件。

雇主和企业应承担的主体责任

- ◆ 提供安全和不危害健康的工作设备和场所；
- ◆ 确保在使用、搬运、存储和运输物品时的安全；
- ◆ 在工作场所提供和张贴必要的安全信息和安全警示标志标识；
- ◆ 配备有安全通道和应急设施。

履行员工的权利和义务

作为从业人员在入职前和进行生产作业前一定要进行相应学时的安全知识和法律法规知识的培训。国家对特种作业人员如电焊工、电工、起重工等都要求经过培训后取得相应的资质后，持证上岗。

> **小贴士**
>
> **员工的基本权利**
> ① 享有安全保障、工伤保险和民事赔偿的权利，如获得合格的劳动防护用品。
> ② 了解将要从事的工作的有何危险、如何防范，紧急情况发生应该如何处置。
> ③ 对于发现的安全隐患和不安全等情况，如不能被对方重视和及时整改可以有批评、检举和控告的权利。
> ④ 拒绝违章指挥和冒险作业的权利。
> ⑤ 紧急情况时停止工作和撤离的权利。

"手指口唱"保安全

能做到"手指口唱"吗？这可以避免受伤害。例如安装灯泡时，拿来梯子和工具，指着要安装的灯泡大声说：做这项工作安全准备好了吗？看看梯子是否结实，放置的位子是否牢固不动，要使用的工具是否已经放入腰间的工作袋中并系牢以防止脱落、坠落伤人，事先是否确认已经关闭电源，是否佩戴了绝缘手套并穿可以绝缘的胶鞋等。做到这些再进行操作可以极大地降低事故与风险！一定养成好的习惯，做每项工作时做到"手指口唱"。

82 你知道什么情况可以享受工伤保险？

如果在工作中受伤，员工应该享有那些保障呢？主要是应该享有工伤保险。什么情况可以得到保障呢？

工伤保险包括：

◆ 在工作时间和工作场所内，因工作原因受到事故伤害的。

◆ 从事与工作有关的预备性或者收尾性工作时受到事故伤害的。比如工程结束了，有些设备和剩余材料需装车运回，装车时被物料扎伤；工程未开工前，在工地贴安全标识不小心从梯子上跌落等。

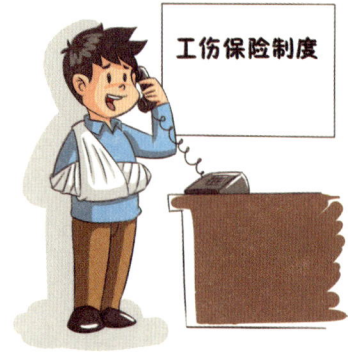

◆ 在工作时间和工作场所内，因履行工作职责受到暴力等意外伤害的。比如城管人员在执行任务时被他人伤害。

◆ 患职业病。

◆ 因工外出期间，由于工作原因受到伤害或者发生事故下落不明的。

◆ 在上下班途中，受到非本人主要责任的交通事故或者城市轨道交通、客运轮渡、火车事故伤害的。

工伤保险制度包括工伤预防、工伤补偿、工伤康复。

企业员工因工伤受伤和致残是要得到无过失赔偿的，不能因为工作失误等不予赔偿。如果用人单位没有买保险，则费用由企业负责，包括支付治疗费、鉴定费及赔偿；如果用人单位买了工伤保险，认定为工伤的，则由工伤保险部门承担费用。

请牢记：生产中受了伤害，一定积极要求以得到相应的赔偿，这是生产者的权利。

83 建筑工程风险多，时时处处要安全！

进城务工人员里多数从事的是各种楼房建筑、地铁施工、桥梁架设、高速公路等建筑领域的工作。建筑生产作业中几乎可以发生各类伤害，可以导致几乎各类伤害。建筑领域工作危险性大，随时随地注意安全十分重要。

预防建筑工程领域的伤害

◆ 员工应做到

① 对于操作旋转设备的工人做到：三紧（袖口紧、领口紧、下摆紧）；不许戴手套、围巾；不许穿凉鞋、拖鞋、高跟鞋；女工发辫不许露在帽子外面。

② 安装透明防护挡板，防止面部和眼部伤害；不能私自拆卸。

③ 切下来的铁屑不能用手直接拿，更换夹具时必须停机进行。

④ 作业前认真做安全检查和必须佩戴防护用品；工具要摆放整洁。

⑤ 在现场要走安全通道，注意安全标识等。

⑥ 起吊作业时要站在安全距离以外。

◆ 雇主和企业应做到

① 确保工作设备和环境安全，确保设备处于使用有效状态。

② 培训员工使用设备的正确方法和应急时的处置。

③ 确保设备特殊部分经过专业和详细的检测。

④ 提供合格的劳动防护用品，如安全三件宝（安全帽、安全带、安全网）。

具体措施

◆ 防跌落

在高处作业处安装脚手架，并安装防止物体或人员坠落的安全网；人员操作时一定要系好安全带；大风天时不能进行高空作业；登高时使用安全的攀爬工具。

◆ 防坠落物体

人员在可能发生坠落的现场必须要佩戴安全帽；在可能发生坠落的场所或通道处加装遮盖的防护棚或顶；严禁高空抛物等行为；在可能坠落物件的现场作业时一定保证下方无人；人员要远离该作业现场，并退至安全距离以外。

◆ 防塌方等

土坑等处的开挖应做好相应的防护；人员要远离和严禁站在靠近可能发生塌方和倾覆的现场，保持安全距离；头戴安全帽。

◆ 学会安全用电

使用绝缘的手套和鞋；选择不导电的梯子等工具；严禁带电作业；维护设备时需要停电进行，并锁好电闸防止他人误动。

◆ 防火防爆

在作业现场不吸烟；会进行安全焊接(焊接作业是特种作业，需要持证上岗)；具有火灾风险的危险物品等要放置在独立的防火安全处；要学会消防器材的使用等。

◆ 防中毒

作业场所可能产生有毒气体等情况时一定要事先进行检查和检验，并开启通风设施。如在进行管道维护检修时可能遇到泄漏的硫化氢气体，该气体会致人窒息甚至死亡，作业时要带好防护用品，如呼吸防护用品和安全带，上面要有人监护等。

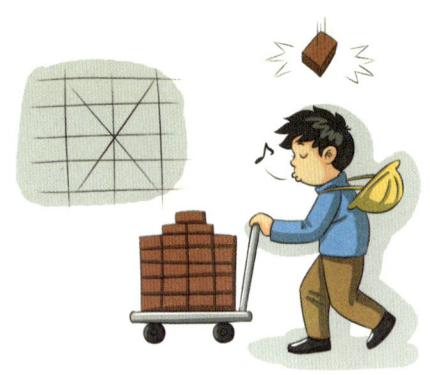

84 别让帮我们工作的机械变成安全杀手

在工作中各种工作设备的使用十分广泛，如装卸车、剪板机、电刨、印刷机械、锤子、电锯、车床、装置、仪表、各类元件组合等。作业活动包括启动、停止、运输、维修、设计、维护、清洗等。

常见的潜在危险和伤害

作业时如不加保护，可以导致伤害致残，包括手断指、手臂伤害、夹伤、缠绕伤、接触伤害、飞溅物击伤、高空坠物、起吊物击伤、起重机械倒塌、钢丝绳断裂等。现场的安全管理也是十分重要的。操作车床等设备员工必须戴好帽子，并将头发全部放入，以免被缠绕等。

事故可以导致各种人身伤害类型，常见的有骨折、断指或手臂、皮肤撕裂伤、大出血甚至死亡；触电引起的电击伤导致心脏骤停；火灾导致的烧伤等。

预防机械伤害

◆ 员工要做到

① "三紧"和"三不"一定要记住！进行机械设备操作人员，工作服做到三紧（袖口紧、领口紧、下摆紧）；不许戴手套、围巾；不许穿凉鞋、拖鞋、高跟鞋；女工不许将头发露在帽外。

② 机器上安装的安全挡板不许私自拆除，防止眼部和脸面受伤。

③ 切削下来的铁屑等不能用手直接拿，防烫伤、扎伤。

④ 更换刀具等时必须停机操作，防止电伤害和机械伤害。

⑤ 现场要走安全通道，注意查看安全标志标识。

◆ 雇主和企业要做到

① 确保工作设备设施的安全和有效使用。

② 培训员工安全操作设备的正确方法和对特殊部分的检测，以防止发生危险。

③ 加强现场安全管理、突发事件的应急响应处置等。

④ 提供合格的劳动防护用品。

具体措施

减少操作失误、及时清理废物。严格按照安全规程操作。

◆ 防夹伤、缠绕和飞溅物击伤等。使用安全防护装置并经常检查是否有效。不用手触摸和严禁戴手套。

- 使用砂轮机等一定注意检查是否有破损。严禁增加压力,要站在侧面操作。
- 吊装作业时一定不要站在吊装物下面,必须戴安全帽。大风天时如超过六级风不能进行吊装作业。
- 学会安全用电,维护设备时需要停电进行。在作业现场不吸烟。起重作业是特殊工种,需要持证上岗等。
- 现场及时清理。工器具摆放整齐。注意物件大小合适,不要超载和超负荷。防止齿轮缠绕,防止尖锐部分的剐蹭等。

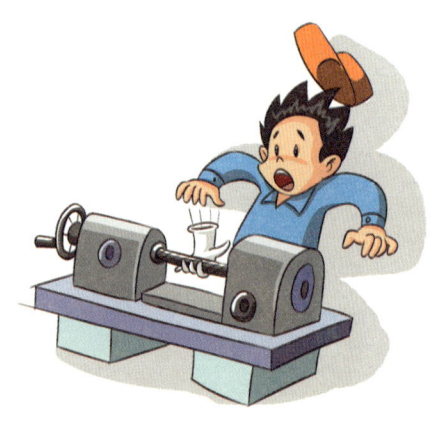

85 电生产作业离不开,稍不注意把人伤

几乎所有的作业场所都会涉及与用电有关的活动,覆盖从电池驱动到高压安装的所有电器设备。电气安全主要是保护我们在作业时如何避免不受到致命的电击,以及触电引起的火灾和烧伤甚至死亡。

潜在用电危险和伤害

超负荷运行时导致线路过载、接触不良、散热不良、漏电、电压过高过低、电热器具和照明灯具都可以产生危险温度,危险温度可以成为引燃源导致火灾,电火花和电弧可以导致击穿放电引起可燃物燃烧;有些事故火花如雷电、静电、磁感应等。

预防电伤害

◆ 员工要做到

① 避免直接接触。设备可能带电的部分要有绝缘并确保完好。提前应检查好。

② 避免间接接触。即使由于某种原因基本绝缘失效的情况,也一定检查可能带电的金属机壳是否有效接地。

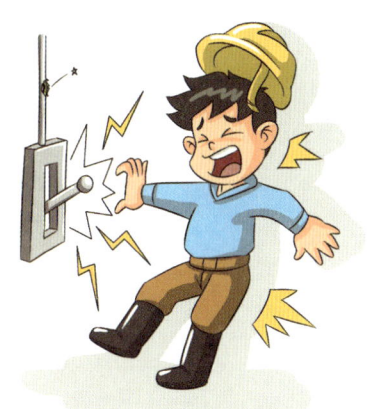

③ 规范安全操作系统。在电器上或电路上进行工作时,注意切断电源隔离;检查电器设备时确保不带电;有护栏防止无关人员进入。

④ 机修设备时必须停机操作,防止电伤害和机械伤害。

⑤ 学会急救心肺复苏术操作。

◆ 雇主和企业要做到

① 确保电器设备、设施的安全和有效使用。

② 电工要经过培训后持证上岗。

③ 提供接地、熔断器、漏电保护等安全保障措施。

④ 培训员工触电的自救和互救等应急响应处置能力。

⑤ 提供防静电、绝缘等合格的劳动防护用品。

86 工作时发生火灾该怎么办?

每年因为火灾造成的事故损失巨大。火灾风险几乎涵盖所有的作业活动和场所。

火灾发生和持续的三个条件包括:燃料(固体、液体和气体形态)、火源、空气。如果去掉一个或不存在其中任何一个因素,火灾都不能发生!

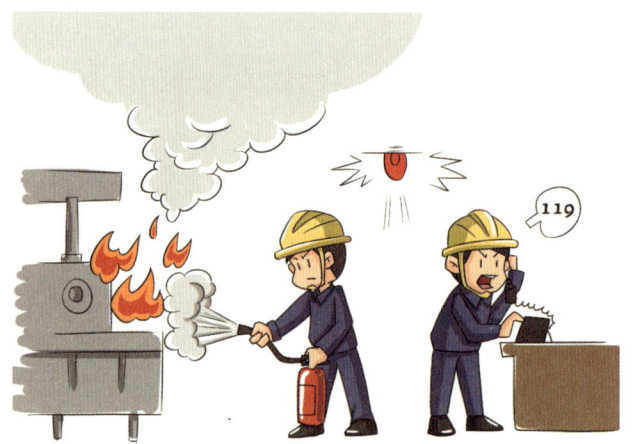

火灾发生的主要原因

- 生产区域和储存区域电气设备、机器设备等过热，打出火花或接点温度过高引燃可燃物；或与可燃物距离过近烤燃可燃物引起火灾。
- 设备之间摩擦产生热量或火花将附近的材料点燃。
- 作业中产生的粉尘在高温下或遇到火花引起火灾爆燃。
- 存有易燃易爆物资的场所有火源存在，如吸烟、破损的电线等。

在建筑物中火灾蔓延的主要因素

- 在一些特定的区域未设置防火墙或保持足够的安全间距。
- 可燃废弃物的随意堆放。
- 存油的装置，如油罐、桶破损泄漏。
- 有垂直或水平的通道，如竖井、管道、楼梯等。
- 除尘不利导致粉尘浓度过高等。

常用的灭火的方法

- 冷却：用水冷却是常用方法。
- 窒息：隔离通道，使用惰性气体等。
- 隔离：从火灾现场移走易燃物质。

火灾警报时，逃生时应注意

◆ 关闭门窗、关闭电器设备并迅速离开房间，离开时一定注意关后面的门。
◆ 沿逃生路线快速走到室外。
◆ 不要试图再次进入建筑物内。
◆ 如果发现已经起火，立即启动火灾报警。
◆ 到指定地点报告有关人员。

雇主和管理者应做到

◆ 消防门和通道应能符合消防法规要求，如通道的距离、门向外开启、消防门不能上锁。
◆ 工作场所安装灭火装置、火灾探测器和报警器，并有标识易获取，火灾应急措施告知贴在显著位置。
◆ 培训教育员工，清楚火灾逃生的路线和如何灭火、逃生等互救自救方法，并每年组织一次消防演习。
◆ 防火装置设备维护确保完好。

87 每天接触危险化学品，这些知识你必须知道

很多人的工作都和危险化学品密切相关。在危险化学品的生产、运输和使用过程都具有高度危险性。几起由危险化学品所导致的重大事故，例如"5.20"山东保利民爆公司特大爆炸事故、"8.31"上海市宝山冷藏企业液氨泄漏事故、天津瑞海国际危险化学品仓库大爆炸等，

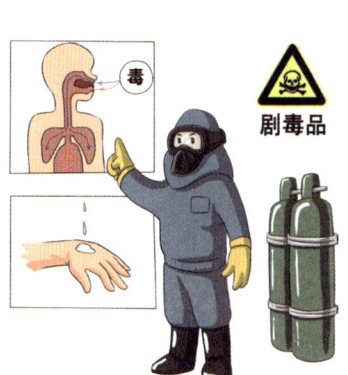

给人民群众生命安全和健康造成严重损害。因此，了解作业的风险减少伤害十分必要。危险化学品一般都在哪些领域和环节存在？我们应该如何预防呢？

危险化学品的种类和风险

化学品生产企业的原料、中间产品、副产品和产品，很多都是易燃易爆、有毒有害的危险化学品。对于人体、设施和环境会产生很大的影响。尤其接触或处理不当会对人体带来较大伤害。据统计数据显示，我国有化学物质约4.5万种，其中约3700种属于危险化学品，300多种属于剧毒化学品。我国的危险化学品产量世界第一。

危险化学品侵入人体的途径

- 通过呼吸道吸入是最主要的方式。
- 通过暴露的人体皮肤吸收。
- 通过消化道进入人体。

对人体危害较大的主要化学品

- 臭鸡蛋味的化学窒息性气体——硫化氢，吸入可以使人窒息死亡。
- 无色无味的窒息性气体——一氧化碳，不易察觉，会导致无征兆死亡。
- 黄绿色刺激性气体——氯气，吸入有强烈刺激症状，使人休克进而导致死亡。
- 带有恶臭味的刺激性气体——氨，强烈的呼吸刺激症状。环境浓度高发生爆炸。
- 无色无味的隐形杀手——氮气，可令人窒息并发生冻伤。
- 无色无味的爆炸性气体——氢，不易发现，局部浓度高容易爆炸。
- 芳香味的致癌物——苯，是高毒物质，可致白血病。

如何防范

- 员工应做到

①必须遵守安全禁令，明令禁止的坚决不做。

② 知道岗位风险，不清楚的不能操作。

③ 作业环境要安全。有毒作业场所无防护不能进入。

④ 一定认真接受安全培训，学会安全操作技能。

⑤ 作业前穿戴好劳动防护用品，并确保是正确佩戴。

⑥ 作业前确认是否有安全保障措施，防护不到位不能盲目进行。

⑦ 学会自救互救的方法，一旦发生事故知道如何处理和逃生。

◆ 雇主和企业应做到

① 工程控制最重要。做好防护和有足够的安全间距、通风排毒系统。防火、防爆、防雷、防静电措施必须落实。

② 制定严格的规章制度。如准入制度、动火操作制度、有限空间作业制度管理、严格检测。

③ 所有人员的持证上岗和安全培训。并提供合格的防毒等各种劳动防护用品。

④ 确保生产、储存、运输危险化学品的安全措施落实到位。

⑤ 配备应急救援的设备和掌握自救互救方法。

具体措施

- 动火作业安全：遵循"三不动火"原则。未经批准动火作业许可证不动火，监护人不在现场不动火，防火措施不落实不动火。
- 受限空间作业安全：遵循"三不进罐"原则。未经批准许可证不进罐，监护人不在现场不进罐，安全保障措施不落实不进罐。
- 化学品运输安全：要有运输资质，人员也要持证上岗。选择合适的包装容器，正确装运。不能混装。运输要有明显和标准的"危险品"标志。运输按照指定路线和时间。发生事故人员要远离和严禁站在靠近可能发生爆炸的现场，保持安全距离。车上配有应急装备。
- 储存作业管理：危险品入库核查登记定期检查。剧毒品双人双锁管理出入库。防火措施必须健全。装卸等活动轻拿轻放，并穿戴好防护用品。按规定放置并有相应的警示标识。有相应的应急措施。
- ◆ 防火防爆：在作业现场不吸烟；具有火灾风险的危险物品等要放置在独立的防火安全处；要学会消防器材的使用等。

88 矿山作业有风险，早识别会预防

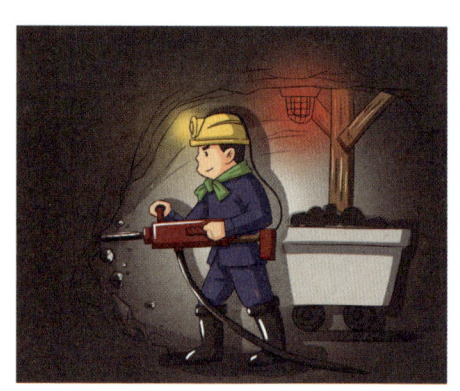

我国有大量的煤矿和各种金属矿山，从业的劳动者也是一个大的群体。他们给国家创造财富的同时，也承担了很大的风险。

矿山作业分为露天矿作业和井工矿（地下矿）作业，在井下工作的风险尤其大。

矿山作业的风险

露天矿山易发生边坡坍塌、放炮与火药爆炸事故。地下矿山易发生透水、冒顶片帮、中毒与窒息、火灾爆炸、爆破器材爆炸、坠罐跑车等事故。尤其是地下作业会受到水、火、瓦斯、粉尘、顶板等自然灾害的影响，还有机电和运输等安全问题。

生产作业中常见的潜在危险和伤害

- ◆ 作业时不注意观察或缺乏防护时被落下的碎石砸伤。
- ◆ 由于缺少必要的防护导致塌方，不及时发现和撤离会导致掩埋。
- ◆ 在使用各种机械和电动工具中，由于操作失误导致触电伤害。
- ◆ 井下瓦斯超标或氧含量不足导致窒息等。

- 爆破时未躲在安全地点被爆破物击伤等。
- 冒险作业、赶进度造成严重后果。
- 防护用品使用不够重视或佩戴不当等也会带来伤害。

事故导致的人身伤害类型

如：破损部位的骨折、出血甚至死亡；塌方和倾覆导致人员被掩埋后的骨折、缺氧窒息甚至死亡；触电引起的电击伤导致心脏骤停和火灾引起的身体烧伤；物体打击和切割伤害、骨折、出血等；接触有毒的物质引起中毒窒息等。

预防伤害

- 员工应做到

① 遵守《煤矿安全规程》《矿山安全法实施条例》等法律法规。

② 一定要签劳动合同，还要接受安全培训教育。

③ 入井前想一想安全事项、预防方法和采取措施。

④ 认真检查劳动防护用品，安全帽、矿灯、自救器是否穿好带全。

⑤ 作业前不许喝酒、不能带火种！

⑥ 学会自救互救方法。

⑦ 井下行走和乘车安全，注意井下信号、安全标识等。如不要在轨道中间走；长工具拿在手里，不要扛肩上，易触电。

- 雇主和企业应做到

① 确保工作设备和环境安全，确保设备处于使用有效状态。

② 培训员工使用设备的正确方法和应急时的处置。

③ 确保井下瓦斯等报警设备正常和实时检测。

④ 设置必需的安全设施和安全标识。提供合格安全帽、矿灯和自救器等防护用品。

⑤ 对于可能导致危害扩大的生产经营活动必须采取保护措施。在火灾爆炸、井喷、爆破器材爆炸等可能发生事故的作业现场，应严禁明火，禁止或者限制使用能产生静电、火花的有关设备、设施。

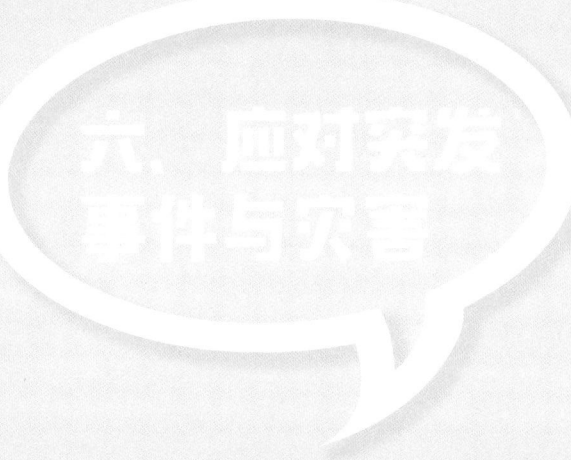

六、应对突发事件与灾害

89 逃离踩踏事故，你应该掌握的那些知识

人多拥挤的地方以及混乱的人群通过狭窄的通道时，均易发生踩踏事故。在拥挤的人群中，要时刻保持警惕，立刻避到一旁，切记不要奔跑，以免摔倒。保持情绪稳定，不可被周围人的情绪所感染，镇静是个人逃生的前提。

针对不同的情况采取相应有效的自救措施

- 若已陷入拥挤的人群中，应保持双脚站稳，尽量抓住栏杆、灯柱等牢固的东西，待人群过去后，沉着镇定地快速离开现场。

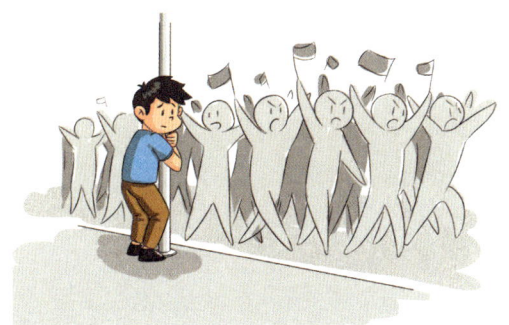

- 若被裹挟至人群中，要切记和大多数人保持一致的前进方向，不要试图超过别人，更不可逆行，应听从指挥，服从大局。同时，左手握拳，右手握住左手手腕，双肘撑开平放胸前，在胸前形成一定的空间以保证呼吸。一定不要贸然地弯腰提鞋或捡拾东西，以免被人流推倒和踩踏。

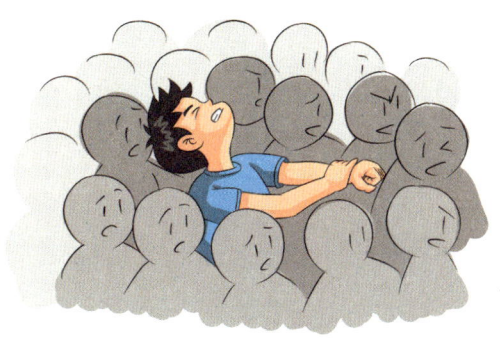

◆ 若被推到,要设法靠近墙壁。面向墙壁,身体蜷缩呈球状,两手十指相扣绕到头后以保护后脑和颈部,两肘向前,保护双侧太阳穴。如不慎倒地,应双膝前屈,护住胸腔和腹腔,侧躺在地上。

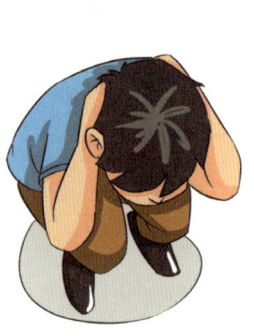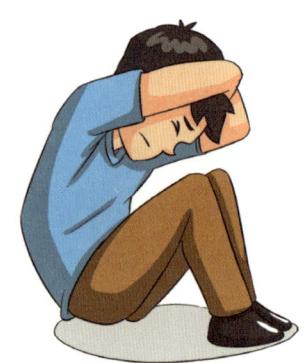

90 若不了解这些,便捷的电梯也可能伤了你

垂直电梯在给生活带来便捷的同时,也会发生突然停止运行、急速下坠等故障。当遇电梯故障时应保持冷静,平稳呼吸。

具体措施

◆ 如果遇到电梯突然停运,应用电梯内的电话或对讲机与外界联系,按下电梯的报警按钮。在手机有信号的时候可以拨打119,寻求救助。此外,也可以通过拍门叫喊等方式向外界传递求救信号。电梯停运时,不要试图扒门爬出,以防电梯突然开动。

◆ 如果电梯在运行过程中,突然下降速度加快,要把每一层的按键都按下。若电梯有应急电源,可立即按下,在应急电源启动后,电梯即可停止下落。在电梯急速下落过程中,将背部和头部紧贴电梯内壁,用电梯内壁保护脊椎。同时,下肢呈弯曲状,提起脚跟,脚尖点地以减缓冲力。用手抱颈，避免脖子受伤。若电梯内有把手，则一只手紧握把手，固定位置，防止重心不稳而跌倒。

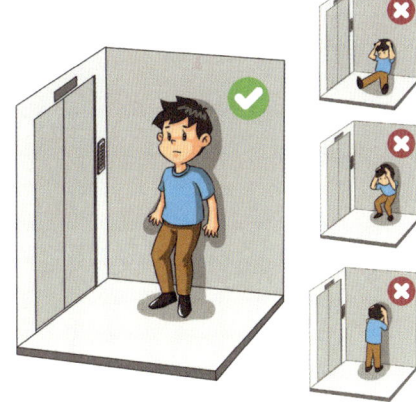

- 如电梯运行中发生火灾，应将电梯停在就近楼层，并迅速利用楼梯进行逃生。
- 如电梯运行中电梯进水，应将电梯开到顶层，并利用电话或对讲机通知维修人员。电梯顶部的安全窗是供维修人员使用，当电梯内遇险时，不要扒撬电梯顶部的安全窗，否则，可能导致更严重的险情。

91 当水覆舟时的自救与互救

船舶在海上航行，可能由于恶劣天气或其他因素导致船舶遇险，掌握一些船舶遇险时的急救措施十分必要。

具体措施

- 在乘船时应熟记船上安全物品，如救生圈、救生衣等的位置；了解各种指示标志，如集合地点标志、方向指示标志、登乘站标志、应急出口方向指示标志及出口指示标志等的含义；逃生路线应牢记于心。另外，还有手动火警报警按钮位置。
- 正确使用救生衣。首先注意救生衣是正反两面穿用还是一面穿。如果救生衣仅在一面配置了救生衣灯、反光膜，就应把有灯的一面穿在外面。穿上救生衣后要检查是否损坏，救生衣的腰带部分置于身前，然后把头部也套进救生衣内。将左右两根腰带在身体正面交叉,如果腰带过长,应该绕到身后再到身前打死结系牢,然后系好胸口、领口的带子即可。

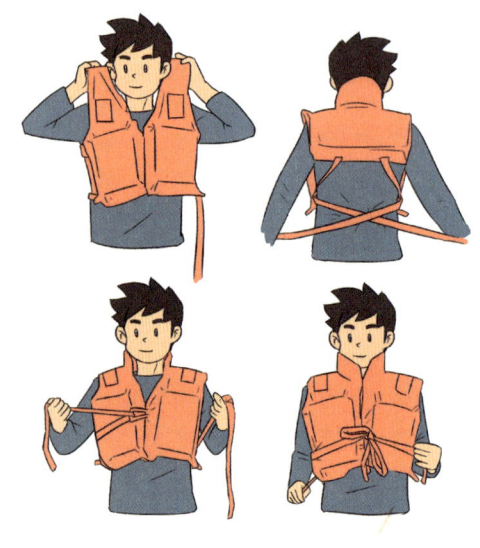

◆ 如果乘船的时候遇险,要在短时间内奔到通向甲板的最近出口,尽快跑到甲板上。如果不得不离船时,一定要穿好救生衣。跳水时尽量选择较低的位置,同时要避开水面上的漂浮物,从船的上风舷(船迎风的一侧)跳下。如果船左右倾斜则应从船首或船尾跳下。跳到水中双脚并拢屈到胸前,两手贴近身旁,交叉放在救生衣上,使头颈露出水面。如有漂浮物,可以扶漂浮物。总之,想尽一切方法保持体力等待救援。

92 坐飞机时你不得不备的遇险自救知识

飞机是比较安全的交通方式,但也可能出现事故。因此,乘坐飞机时应注意认真学习乘务员的安全演示,掌握必备的乘机安全知识,一旦出现事故,可以采取正确的安全措施,保护自身及他人安全。

具体措施

◆ 飞机最易发生危险是在起飞和降落的时候,因此在飞机起飞前应仔细观看安全须知和乘务人员的安全演示,以保证遇到紧急情况时,做到心中有数。

◆ 当飞机遇险时,一定要听从机组和乘务人员的指挥,切记不能擅自行动。

◆ 如果飞机需要迫降时,应竖直椅背,打开遮光板,将可能伤害身体的锐利物品,如眼镜、项链、戒指和假牙等取下,女士应该脱去丝袜和高跟鞋,并将这些物品放到飞机座椅背面的口袋里,收起小桌板,紧紧扶住椅背,并系好安全带。同时可以将毛毯等柔软的物品垫在自己的腰部,以保护腰部,减少受伤。

◆ 迫降前,将双腿分开,低头,两手护住头部,抓住双腿。当飞机即将触地时,机长会发出最后指令,此时应将两手用力抓住双腿,屏气,使全身肌肉紧张起来,对抗外力,防止飞机触地时的猛烈冲击。

◆ 脱离危险后离开飞机时,应等待飞机停稳后,按照机组和乘务人员的指令,有秩序地快速离开飞机。

◆ 如果飞机迫降在水面上,应将救生衣穿上并充气,等到急救船只联系上飞机后,再乘船快速离开飞机。离开遇险飞机后,应在指定地点集合,以便办理飞机迫降后的其他事宜。

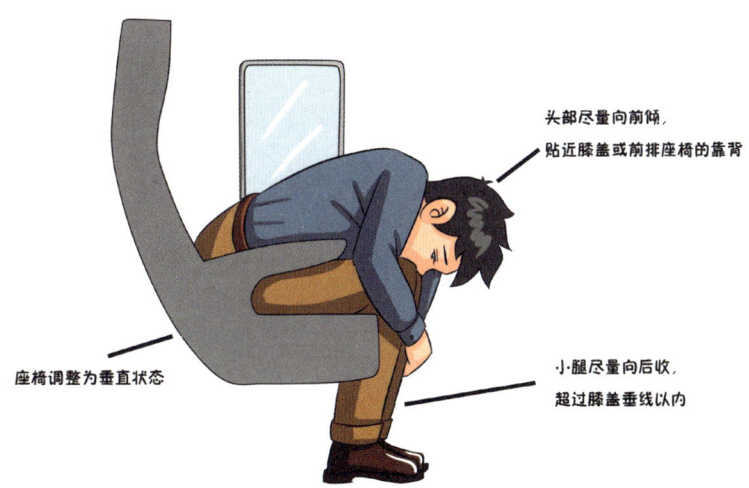

93 如何做好家庭防火？

火灾是一种不受时间和空间限制发生频率较高的灾害。

常见的可引起家庭火灾的物品包括：火柴、打火机、电子炉灶等明火；雷电、静电等造成的自然火源；家具、衣物、床褥等可燃固体；汽油、煤油、植物油等可燃液体；煤气、天然气、液化石油气、空气清新剂等可燃气体。家庭防火不可轻视。

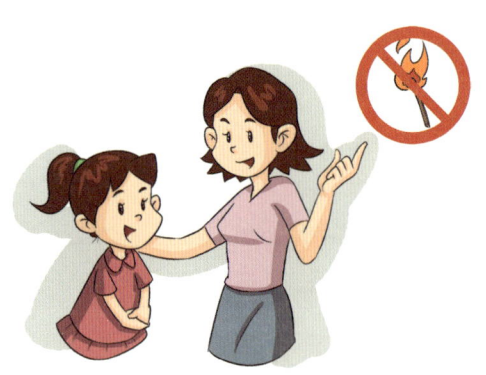

家庭防火措施

- 使用火炉取暖时，火炉的安置应与易燃的家具等保持安全距离。烘烤衣物要有人看管，人不能长时间离开。火炉旁不要存放易燃物品。生火时，不要使用煤油、汽油助燃，以防猛烈燃烧发生火灾。掏出的未熄灭的炉灰、煤渣要倒在安全的地方，以防引起别的物体燃烧起火。

- 选购符合安全要求的家用电器和电器配件。定期检查电线，看是否有老化或受潮的现象，以免引起短路。使用发热的电器（如电熨斗）要小心，易引燃易燃物品。电器使用完毕或人离开时，要及时关闭电源，以防电器过热而发生危险。离家应切断电源。入睡前，应对用电器具、燃气开关及遗留火种进行检查。用电设备长期不使用时，应切断电源或拔下插头。

- 煤气罐应远离火源，要定期检查。使用煤气、液化气，要先开气阀再点火；使用完毕，先关气阀再关炉具。煤气泄漏时要迅速关闭气阀，开窗通风，切勿触动电器开关和使用明火，并迅速通知专业维修部门来处理。切记不要在燃气泄漏现场拨打电话。
- 排除生活中的火灾隐患，杂物及易燃物品应妥善放置。吸烟引起的家庭火灾并不少见，因此吸烟者应注意预防因吸烟引起的火灾事故。

94 家里出现火情该如何应对？

一旦你的家庭不幸遭遇火灾，一定要积极地采取自救措施，保障自身安全。保持头脑冷静，积极采取救火措施，并及时报警。

具体措施

- 油锅着火时，可盖严锅盖，将火压灭，并垫上抹布等，把油锅迅速端离火源。如果烧的是煤气或油气，要先关气门，再用锅盖将水压灭。如果旁边有切好的青菜，也可将菜抛入锅内，以助灭火。
- 如果是液化气罐着火，可先用湿毛巾等堵塞漏气冒火处，将火压灭，再找专业人员进行修理。如果火势已大，应用干粉灭火器扑救，尽快向消防队报警。
- 衣服、被褥、棉花等着火，可用水浇灭。汽油着火应用干粉灭火器灭火，也可用沙土埋灭。
- 因儿童玩火造成的火灾，应立即就地取材进行灭火。如用毛毯、棉被等迅速将火焰盖住，然后浇水扑打，将火焰扑灭。如果有条件时，应迅速撤离。
- 加强防火意识，牢记火警电话119。报警时应说明火灾发生的时间、地点及火势大小,告知报警人姓名及具体地址。

◆ 掌握家用小型灭火器的使用方法。干粉灭火器一般适用于固体、液体及电器的火灾。使用干粉灭火器时,先拔掉保险销,一只手握住喷嘴,另一只手握紧压柄,干粉即可喷出。

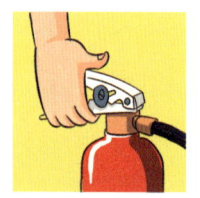
1. 提起灭火器

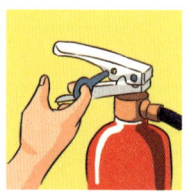
2. 拔下保险销

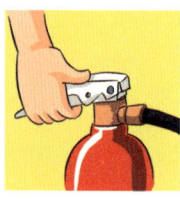
3. 用力压下手柄

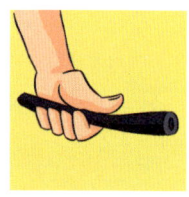
4. 对准火源根部扫射

95 身处火险,你需要知道的脱险技能

平日应多注意观察,熟悉所处建筑物的楼梯、通道、紧急出口等位置,如遇到火灾等险情时做到不盲目乱闯。发现火灾时应保持沉着冷静,及时报警。

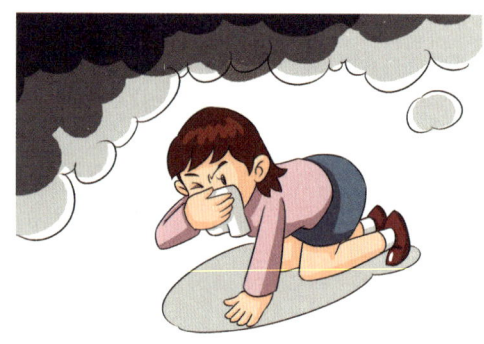

具体措施

◆ 头脑冷静,及时报警

发现火灾时不要惊慌,保持冷静,马上报警。如火势较小,应尽量将火扑灭于初期阶段;如火势较大,应当尽快撤离火灾燃烧区域。熟悉现场情况和具有扑火能力的人要到路口引领消防车到火场,并及时向消防指挥人员提供火场有关情况。

◆ 及时撤离火区

在楼房失火时,应沿楼梯迅速撤离火区,用湿毛巾捂住口鼻,把重心放低，必要时匍匐前进，以防止吸入烟气。如果楼梯被火和烟雾封住，就不要习惯地硬走楼梯，这样容易被烟火熏倒或是烧伤，寻找没有发生燃烧的房间，将房门封闭，防止烟火侵入。如果大火已逼近你躲避的房间，则应打开窗户或到阳台进行呼救。有条件的情况下，也可以利用绳索等物，连接成自救绳，将它牢牢地系在室内固定或承重物体上，沿着绳索攀到安全地带，此时千万不要慌乱跳楼，这样容易造成伤亡。现在很多家庭安装了防盗网，建议在上面开一个小门，平时锁着，关键时刻可以打开逃生。

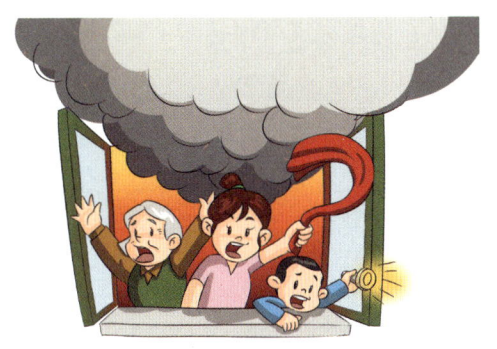

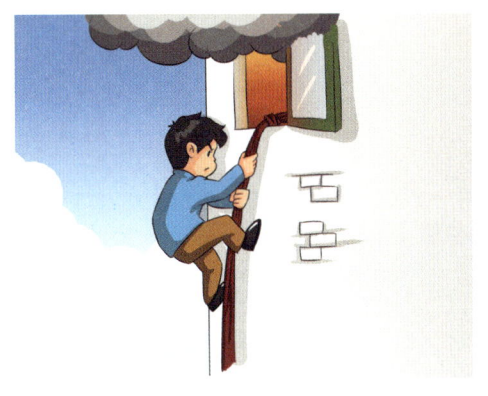

◆ 扑灭身上的火苗

如果你的衣服被烧着，应尽快脱掉，就地扑打。如果来不及脱掉，可以躺在地上翻滚，或者用水浇灭。此时不要带火奔跑，这样不但烧伤自己的身体，而且容易传播火种。当见烟不见火时，不要随意打开门窗，即使有必要打开门窗，也不要打开。

◆ 不要过分重视抢救物品

在逃生过程中，要分秒必争，不要浪费时间去穿戴衣帽，或者去寻找贵重物品。特别是当已逃离火场后又因牵挂室内的物品，重返火场，这样做是相当危险的。

◆ 在无法逃离火场时，可积极等待救援

被烟火围困，暂时无法逃离时，应尽量待在阳台、窗口等易于被人发现和能避免烟火近身的地方。同时，注意避免大声呼喊时吸入烟雾。可通过晃动鲜艳衣物，抛轻型晃眼的东西，晃动手电筒，敲击东西，来及时发出有效的求救信号，引起救援者的注意。失去自救能力时，应努力滚到墙边或门边，以便于消防人员寻找、营救。

96 遭遇暴雨天气，如何确保自身安全？

暴雨来得快，雨势猛，可造成淹溺、漏电、塌方，甚至泥石流，对人的生命和财产安全造成巨大损失。那么，遇到暴雨天气，我们应该如何应对，以降低暴雨带来的损害？

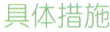

具体措施

- ◆ 暴雨来临前，紧闭门窗，可以因地制宜地放置一些挡水板等，防止雨水倒灌到室内。一旦房屋内有水进入，应立刻关闭电源、煤气等。将低洼地带的一切有危险的室外电源切断。河道是重要的排水通道，所以不要将垃圾、杂物等丢入下水道，以防止堵塞，避免暴雨时积水成灾。

- ◆ 暴雨来临时，尽量不要外出。外出时不要在地下通道或者高架桥下面通过，不要行走在流水中。行人注意观察路面的警示标志，防止跌入窨井、地坑等。若在暴雨中开车，应将雾灯打开，开车时要减速，避开积水和塌方路段。注意街面上的电力设施，如有电线滑落，应立刻远离，并向电力部门进行报告。如遇危险要立刻拨打110。

- ◆ 在山区旅游时，要防范山洪、泥石流等灾害。山洪来袭前的征兆是上游突然水流混浊、水位上涨较快，这时要及时逃离河道，逃离时也要特别注意安全。

97 开车遇暴雨，学会这几招能让你脱险

经常驾驶难免在行车中遇到暴雨天气，因此掌握暴雨中开车的应急措施，学会汽车涉水的驾驶技巧，会使安全行驶的系数更高。

具体措施

- 如在行驶中遇到暴雨，应尽量慢行，将近光灯及前后雾灯都打开；遇到有积水的路段应先判断路面积水的深浅后再考虑能否通过，对于低洼路段要绕行；在积水区应启动低速挡，不停车、不换挡；暴雨时常伴大风，因此在行驶过程中，不要紧急制动、不要急转弯、不要猛打方向盘；特大暴雨来临时，打开车锁，随时准备下车，或将车停靠在

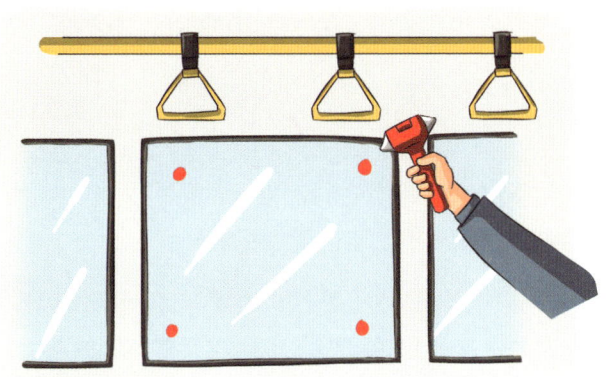

车窗砸碎方法
1. 用安全锤、高跟鞋、皮带扣等坚硬尖锐的物体，往车窗四个角及边缘敲。注意要往一点敲，不要胡砸一通。
2. 至玻璃边角多点出现碎花后大脚一蹬，使玻璃全都散落。

路边下车寻求室内躲避。
- 如果被困在车里,应使用安全锤逃生。手握安全锤,用安全锤尖锐的一头对着车窗的右下角方向砸下去,玻璃的一角会呈现出网状,再砸一下,整块玻璃凸出后用手轻轻向外推,玻璃就会落在地上。如果车上没有安全锤,可以将汽车座椅上的头枕拔下来,将金属插杆插入车窗下方的密封条里,用力将整个玻璃向外撬,切记只能撬玻璃,不能砸玻璃。当打通出口后,应背对车外将头部和上身探出来,坐到车窗上面,双腿平衡放置,然后猛推车顶,借助水的力量钻出车窗。
- 车辆在积水区熄火后,不要重启发动机。车内人员应尽快离开,寻找地势高的地方进行躲避,切记不要在车中躲避。

98 雷电天气不要怕,正确避雷有方法

人们在雷电大作的时候,只要遵守一定的规则,就能确保自身的安全。
- 在室内,要关紧门窗。
- 不要在高楼楼顶停留。在户外空旷处,不要进入孤立的棚屋、岗亭等地方。不要靠近落在外面的金属物体,如水管、煤气管等以及电力设备。
- 不要在大树下面躲避雷雨。如实在无处可去,必须与树干保持3米左右的距离,并下蹲,切记要靠拢双腿。
- 雷雨天气外出时,身上最好不要佩戴金属饰品。使用防雨用具最好是非金属的,比如塑料雨衣、木柄或者塑料柄的雨伞。
- 在户外遭遇雷雨,来不及离开高大物体时,应马上找一些干燥的绝缘物放在地上,合拢双脚坐在上面,不要把脚放在绝缘物以外的地面上。因为水是导电的。

- 在户外躲避雷雨时,要用双手抱膝,胸口贴紧膝盖,尽量把头低下,因为头部是全身最容易受到雷击的部位。
- 如果用肉眼看见闪电没几秒钟,就能听见雷声,说明所处的地方是近雷区,这时应该停止行走,两脚并拢下蹲,不要与其他人接触。
- 打雷时,不要在空旷的地方奔跑,因为步子越大,跨步电压就越大,对人体的伤害也就越大。如果看到高压线遭雷击断裂,应提高警惕。因为高压线断点附近会产生跨步电压,这时不要跑着逃开,应该双脚并拢或单腿跳跃逃离现场。
- 雷雨天气不要使用手机,最好能够关机。

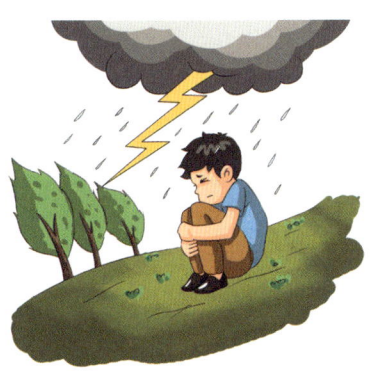

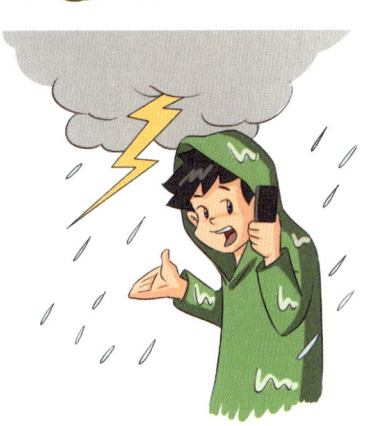

99 防止被台风伤害,你准备好了吗?

夏秋季台风多发,给生活带来诸多不变,积极应对才能降低台风带来的伤害和损失。

- 台风来临前,仔细检查门窗是否关紧,如玻璃松动或有裂缝,应及时贴上胶条。养在室外的动植物,应及时转移到室内。仔细检查室外空调、太阳能热水器等是否稳当,有松动的应及时加固。对电路进行仔细检查,注意炉火、煤气,以防止火灾。台风来临前应储备一些日常用品及食物和水等，以备灾害来时之需。在台风期间最好一直在室内，不要外出。

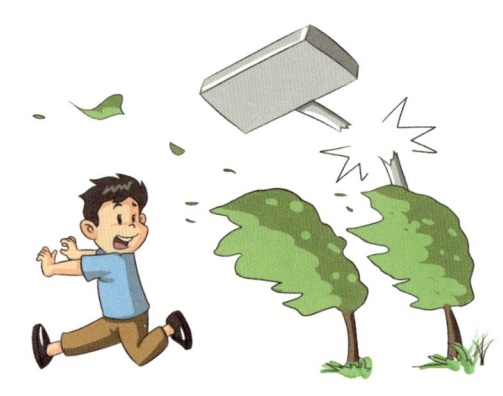

◆ 台风来临时，留意收听有关台风的信息，密切关注台风的动向。尽量减少外出，如外出最好不要骑车。相比之下，步行更安全，但切记不要在河、湖、海的路堤或桥上行走；不要在危险的旧厂房、路灯、树木、广告牌等地方驻足躲避。外出时应穿颜色鲜艳紧身合体的衣服，弯着腰把身体蜷成一团行走，尽可能减少受风面积。尽量逃过地下通道等易积水地区。尽可能穿雨衣，不要打伞，穿雨鞋，不要光脚或穿凉鞋。远离或绕行倾斜及倒下的电线杆等输电设备，以防触电。

◆ 伴随台风而来的暴雨很容易引起洪水、山体滑坡、泥石流等一系列灾害。容易发生灾害的地区或已发生高强度暴雨的地区，要提高警惕，随时准备撤离。发生险情的地区，要听从相关部门的指挥，向安全地方转移。

100 这么做，才是应对地震的正确方式

地震来临时，保持冷静，采取必要的防护措施，可以更好地保护自己。

◆ 地震发生时如果正身处楼房中，不要惊慌或选择跳楼，应该立刻切断电闸，关掉煤气，马上到洗手间等空间跨度比较小的地方，也可以到结实的桌子、床铺下面避难。如果正在电梯里，则应迅速按下各楼层

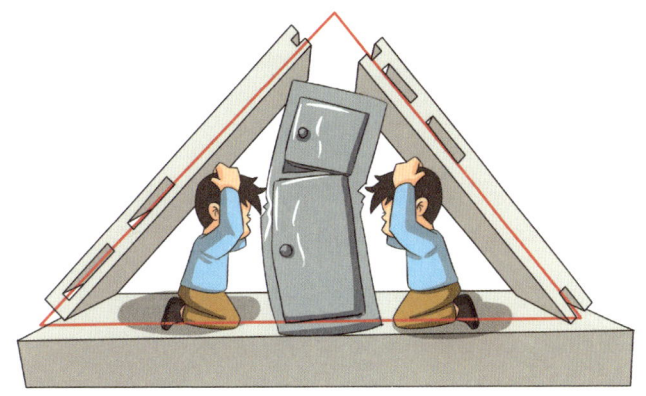

按钮，一旦停下，马上离开电梯，确认安全后再进行避险。
- 地震发生时如果正身处平房中，而且平房外有空旷的院子，这时要快速逃到院子中央；如果没有院子或院子不大，最好还是在屋内躲避，寻找逃生的"生命三角"，比如墙角。比较结实的柜子与墙面连接的角落处等也可以组成"三角"的区域。
- 发生地震时如果身处人多的地方，就要先找一个能够藏身的地方。如果在学校、商店、剧院等人比较密集的地方，切记不要慌乱，不要盲目奔跑逃生，躲在附近比较坚固的物体下面，等地震过后再有秩序地进行撤离。
- 尽可能远离危险的区域。如果正好走在街道上遇到地震，用手中的包保护头部，或者双手抱住头部，并向空旷的地方或者街心一带逃离。如果在郊外时发生地震，需要注意远离山崖、陡坡、河岸以及高压线等危险区域。
- 如果地震发生后，被废墟埋了，这时应该注意保存体力。震后被废墟掩埋，首先要保护头脑清晰并想办法自救。无法脱险时，要保存好自身的体力，尽可能寻找一些水和食物，为自己创造能够生存的条件，耐心等待救援。

101 泥石流来了，赶快跑！

泥石流经常发生在峡谷和地震火山多发地区，在暴雨期具有群发性。泥石流的暴发突然且猛烈，很难准确预报。因此及时正确判断，以及遭遇泥石流时采取正确的避险、逃生非常重要。

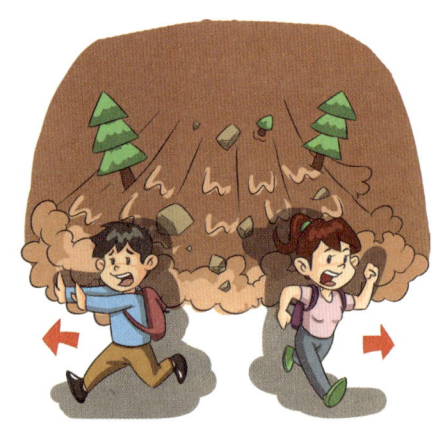

首先要熟悉泥石流的征兆，注意观察周边环境的异常，冷静判断，防止慌忙失措，避免人为恐慌。

泥石流发生的前兆

- 井水、泉水的水质突然变混浊。
- 原本干燥的地方突然出现渗水或者泉水蓄水池出现大量漏水。
- 地下发生异响，家禽、家畜有异常反应。
- 河流中水势突然加大，并夹有较多柴草、树枝。
- 下游河流突然断流等。

具体措施

当发现泥石流迹象时，应沉着冷静不要慌乱，记住安全的高地是最好的避灾场所。

- 抛弃背包等影响奔跑速度的物品，尽快向与泥石流呈垂直方向的山坡上面跑。如果两边都是山坡，应选择缓一些的山坡。同时切记遇到泥石流的时候不能跑直线，不能往拐弯的地方跑；跑动时注意观察前方道路是否存在塌方、沟壑等，并随时观察是否有石头或树枝掉落。
- 来不及跑或无法继续逃离时，应迅速抱住身边的树木等固定的物体，但不要上树躲避，防止泥石流在流动中折断树木卷入泥石流中。

- ◆ 不要躲在有滚石和大量堆积物的陡峭山坡下面。
- ◆ 如果在房间内，则应设法从房屋中跑出来，到开阔地带，不要贪恋财物。
- ◆ 遇到山体崩滑时，如应保护好头部，利用身边可利用的衣物等裹住头部。
- ◆ 如果在行驶时遇到泥石流，应果断从车里逃出，并向两边跑避险。不要试图横穿泥石流，更不可心存侥幸，一切以生命安全为重。

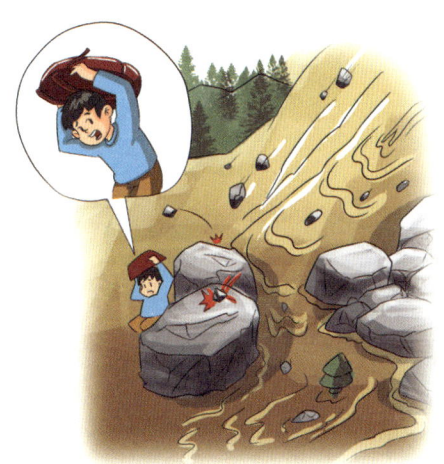

图书在版编目（CIP）数据

远离伤害致残 /中国残疾人联合会编；段蕾蕾主编. --北京：华夏出版社，2017.8
（残疾预防核心知识系列丛书；三）
ISBN 978-7-5080-9291-1

Ⅰ. ①远… Ⅱ. ①中… ②段… Ⅲ. ①残疾－预防(卫生) Ⅳ. ①R4

中国版本图书馆 CIP 数据核字(2017)第 212275 号

远离伤害致残

编　者	中国残疾人联合会
主　编	段蕾蕾
副主编	耳玉亮
责任编辑	张冬爽　苑全玲　颜世俊
出版发行	华夏出版社
经　销	新华书店
印　刷	北京尚唐印刷包装有限公司
装　订	北京尚唐印刷包装有限公司
版　次	2017 年 8 月北京第 1 版 2017 年 8 月北京第 1 次印刷
开　本	710×1000　1/16 开
印　张	11.75
字　数	159 千字
定　价	39.00 元

华夏出版社　地址：北京市东直门外香河园北里 4 号　邮编：100028
网址：www.hxph.com.cn　电话：（010）64663331（转）
若发现本版图书有印装质量问题，请与我社营销中心联系调换。

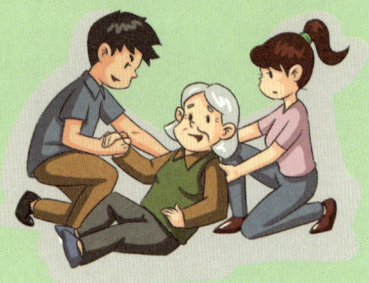